The series of Biostatistics

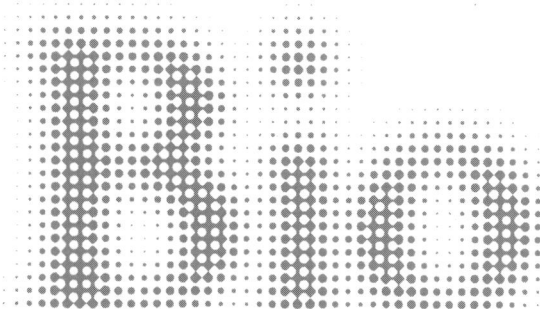

バイオ統計シリーズ ❶

シリーズ編集委員：柳川　堯・赤澤宏平・折笠秀樹・角間辰之

バイオ統計の基礎
―医薬統計入門―

柳川　堯・荒木由布子　著

近代科学社

◆ 読者の皆さまへ ◆

　小社の出版物をご愛読くださいまして，まことに有り難うございます．

　おかげさまで，㈱近代科学社は 1959 年の創立以来，2009 年をもって 50 周年を迎えることができました．これも，ひとえに皆さまの温かいご支援の賜物と存じ，衷心より御礼申し上げます．

　この機に小社では，全出版物に対して UD（ユニバーサル・デザイン）を基本コンセプトに掲げ，そのユーザビリティ性の追究を徹底してまいる所存でおります．

　本書を通じまして何かお気づきの事柄がございましたら，ぜひ以下の「お問合せ先」までご一報くださいますようお願いいたします．

　お問合せ先：reader@kindaikagaku.co.jp

　なお，本書の制作には，以下が各プロセスに関与いたしました：

- 企画：小山　透
- 編集：大塚浩昭
- 組版：LaTeX／藤原印刷
- 印刷：藤原印刷
- 製本：藤原印刷
- 資材管理：藤原印刷
- カバー・表紙デザイン：川崎デザイン
- 広報宣伝・営業：冨髙琢磨，山口幸治

- 本書の複製権・翻訳権・譲渡権は株式会社近代科学社が保有します．
- JCOPY 〈(社)出版者著作権管理機構 委託出版物〉
  本書の無断複写は著作権法上での例外を除き禁じられています．
  複写される場合は，そのつど事前に(社)出版者著作権管理機構
  （電話 03-3513-6969，FAX 03-3513-6979，e-mail: info@jcopy.or.jp）の
  許諾を得てください．

バイオ統計シリーズ　刊行にあたって

　医学に関連した統計学は，臨床統計学，医薬統計学，医用統計学，生物統計学など様々な用語でよばれている．用語が統一されていないことは，この分野が急激に発展中の新興分野であり学問としてのイメージが未だ醸成されていないことをあらわしていると考えられる．特に，近年医学では根拠に基づく医学 (Evidence based medicine, EBM) が重視され，EBM 推進ツールの一つとして統計学が重視されている．また，遺伝子・タンパク質などの機能解析に関する方法論の開発やその情報を利用するオーダメイド医療の開発，さらに開発された医療の安全性の検証や有効性の証明など様々な場面で統計学が必要とされ，これら新しい分野で統計学は急激に発展している．従来の研究課題にこれら重要な研究課題を加えた新しい学問分野の創生と体系的発展が，今わが国で最も期待されているところである．

　私どもは，この新しい学問分野を「バイオ統計学」とよび，バイオ統計学を「ライフサイエンスの研究対象全般を網羅する数理学的研究」と位置づけることにした．

　バイオ統計学の特徴は，基本的にヒトを対象とすることである．ヒトには年齢，性，病歴，遺伝的特性など一人として同じ者はいない．また，気まぐれであり，研究の途中での協力拒否や転居などから生じる脱落データが多く，さらに人体実験が許されないなどの制約もある．その中で臨床試験のような一種の人体実験を倫理的な要請を満たし，かつ科学的に行うためには独特の研究計画や方法が必要とされる．また，交絡因子の影響を排除して，長期間観察して得られた観察データから必要な情報を抽出するための新しい方法論も近年急速に発展している．さらに，長期間継続観察をしなくても必要な情報が抽出できるケース・コントロール研究などの手法が発展しているし，ゲノムやタン

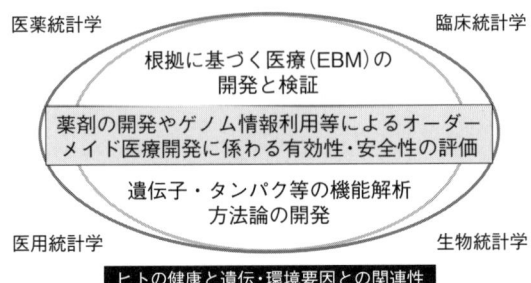

パク質の情報を臨床データと関連させ，オーダメイド医療へ道を開く統計的方法も急速に発展している．

本シリーズは，バイオ統計学が対象とする「臨床」，「環境」，「ゲノム」の分野ごとに具体的なデータを中心にすえて，確率的推論，データ収集の計画，データ解析の基礎と方法を明快に分かりやすく述べたわが国初めてのバイオ統計学テキストシリーズである．シリーズの構成は，次のようである．

第1巻：バイオ統計の基礎—医薬統計入門
　　　　ベイズの定理とその応用，統計的推定・検定，分散分析，回帰分析，ロジスティック回帰分析の基礎を解説する．(本書)

第2巻：臨床試験のデザインと解析—薬剤開発のためのバイオ統計
　　　　バイオ統計学の視座に基づいて臨床試験のプロトコル作成，症例数設計，さまざまな研究デザインと解析の要点を数理的・系統的に解説する．

第3巻：サバイバルデータの解析—生存時間とイベントヒストリデータ
　　　　生存時間データ解析とイベントヒストリデータ解析の基本的な考え方，数理，および解析の方法を懇切丁寧に解説する．

第4巻：医療・臨床データチュートリアル ── 臨床データの解析事例集
　臨床データの実例とデータ解析の事例を集め，解説と演習を提供した本シリーズのハイライトとなる事例集である．

第5巻：観察データの多変量解析 ── 疫学データの因果分析
　観察データはバイアスや交絡因子の影響から逃れることができない．これらの影響を最小にする工夫として，従来の疫学的方法論に加え，新しく発展したプロペンシティ・スコア法やカテゴリカルデータ解析法を解説する．

第6巻：ゲノム創薬のためのバイオ統計 ── 遺伝子情報解析の基礎と臨床応用　ゲノムサイエンスの基礎，および遺伝子情報の臨床利用に関わるバイオ統計学として遺伝子マーカー解析を解説する．

　本シリーズの各巻は，久留米大学大学院医学研究科バイオ統計学修士課程，東京理科大学医薬統計コース，富山大学医学部，新潟大学医学部などにおいて過去4年間にわたって行われた講義の講義ノートに基づいて執筆されている．したがって，簡明で，分かりやすい．また，数式なども最低のレベルにおさえられており，臨床試験にかかわる医師，薬剤師，バイオ統計家，臨床コーディネータ (CRC) などが独習できるように工夫されている．本シリーズの各巻がバイオ統計学テキストとして大学や社会人教育の場において，広く採用され，バイオ統計学発展の礎となればこれに優る喜びはない．

　最後になるが，本シリーズは平成15年度文部科学省科学技術振興調整費振興分野人材養成プログラムに採択され久留米大学大学院医学研究科に開設されたバイオ統計学修士・博士課程講義の中から生まれた講義テキストを編集し直したものである．ご支援いただいた文部科学省科学技術・学術政策局，独立行政法人科学技術振興機構 (JST)，ならびに久留米大学の皆様に心より感謝申し上げる．

シリーズ編集委員一同
柳川 堯, 赤澤 宏平, 折笠 秀樹, 角間 辰之

まえがき

　本書は，バイオ統計シリーズで展開されるさまざまな考え方や技法の基礎となる数理を解説したテキストである．

　ヒトは一人ひとり違っている．同じヒトでも，ある疾患に罹る人がいるし罹らない人もいる．同じ薬を服用しても治るヒトと治らないヒトがいる．このことは，一般に不確定性あるいは不確実性とよばれている．医学や医療に関わっている人は，このような不確定性の中で病気の診断をしたり，治療方針を立てたり，薬の効き目を読みとったり，政策を立てたりすることを日常の業務としている．これらの判定や計画は，データから得られる根拠（エビデンス）に基づいて行われている．

　不確定性を数学としてとらえ，合理的な判定や判断の仕組みを研究し，不確定性に満ちた医療・医学の中での判断や行動決定に役立てることを目的とする学問が 1970 年頃から急速に発展し，バイオ統計学 (biostatistics) とよばれている．バイオ統計学は，根拠に基づく医学 (Evidence Based Medicine) を支える重要なリテラシーおよびツールとして世界各国で重視されている．例えば，アメリカでは 40 以上の大学に biostatistics の教育・研究を専門とする学科が設置されバイオ統計学の教育・研究が体系的に行われている．わが国でも，近年バイオ統計学の教育・研究が重視され，バイオ統計学が体系的に教えられるようになってきた．しかしながら，その重要性にもかかわらずバイオ統計学が多くの学生や研究者にとって，未だなじみが薄いのは残念である．

　本書は，医学や医療に志す学生のテキストとして使用できるように，高等学校「数学 1」，「数学 2」程度の数学的バックグラウンドしかもたない読者にも理解できるよう配慮してバイオ統計学の基礎を解説した．本書の内容は，久

留米大学医学部, 九州大学医学部で行った医学部 1〜2 回生に向けた講義が基になっている. また, 久留米大学大学院医学研究科バイオ統計学専攻の学生や東京理科大学大学院医薬統計コースの学生に対して 5 年間行ってきた講義の講義ノートも基になっている. 様々なコメントをいただいた学生諸君に感謝したい.

　本書を 1 年間の講義テキストとして使用する場合, 1 章〜4 章を「基礎」として前期に, 4 章〜7 章を「応用」として後期に, 枝葉末節は切り捨てて本質的な所を取捨選択して講義すればよい. 半年間の講義テキストとして使用する場合, 3 章の統計量の分布の項を省略し, 1 章のベイズの定理までと 2 章と 4 章に重点をおいて, 5,6,7 章は重要なところだけを抜き出して講義すればよい. このことを可能にするため, 5 章〜7 章では, 3 章で学ぶ統計量の分布などの重要な事柄を「数学的事実」として一旦要約した上で新たな展開を行うよう工夫した.

　本書はまた, 医学や医療, 製薬企業の現場でバイオ統計学を適用している方々が, バイオ統計学の基礎を自習できるように, 初歩的な定理にも証明を与えるなどの配慮を行っている. 本書を自習テキストとして使用する読者はバックグランドに応じて証明を省略すると良い.

　本書の出版に関して近代科学社の小山　透さん, 田中史恵さん, 大塚浩昭さんに大変お世話になった. 心より感謝申し上げたい.

柳川　堯, 荒木由布子
2010 年 1 月 31 日

目　次

第 1 章　確率的推論　　1

1.1　確率 1
1.2　検査法の性能 9
1.3　ROC 曲線 11
1.4　ベイズの定理 14
1.5　ベイズの定理の応用 16
　　1.5.1　診断のための検査 16
1.6　キャリアの診断 17

第 2 章　データの表現　　23

2.1　ヒストグラム 23
2.2　累積度数図 25
2.3　中心的傾向の尺度 26
2.4　散布度 27
2.5　箱ひげ図 29

第 3 章　データの数学モデル　　33

3.1　離散型確率変数 35

3.2	代表的な離散型分布		39
	3.2.1 二項分布		39
	3.2.2 ポアソン分布		43
	3.2.3 一様分布		46
	3.2.4 超幾何分布		47
3.3	2次元の離散型確率変数		51
	3.3.1 2次元離散型確率変数		51
	3.3.2 2次元確率変数の期待値		53
	3.3.3 条件付分布		56
	3.3.4 条件付期待値		57
3.4	連続型確率変数		62
	3.4.1 二項分布の正規近似		62
	3.4.2 連続型確率変数		66
	3.4.3 代表的な連続型分布		70
	3.4.4 連続型確率変数の期待値と分散		78
3.5	2次元連続型確率変数		81
	3.5.1 同時密度関数と周辺密度関数		81
	3.5.2 条件付期待値		82
3.6	確率変数の和の期待値と分散		85
3.7	正規分布に関わる確率変数		86
3.8	漸近理論		95
	3.8.1 大数の法則		95
	3.8.2 中心極限定理		96

第4章　統計的推測の基本　　99

4.1	母集団と標本		99
4.2	バイアス		101
	4.2.1 選択バイアス		102

		4.2.2	交絡	103
	4.3	基本的枠組み		106

第5章　推定　　　　　　　　　　　　　　　　　　　　　　109

- 5.1 推定の精度 109
- 5.2 推定値の求め方 114
  - 5.2.1 回帰直線の推定 114
  - 5.2.2 最小二乗法 115
  - 5.2.3 最尤推定法 120
  - 5.2.4 最小二乗推定量・最尤推定量の性質 124
- 5.3 区間推定 126
  - 5.3.1 1標本：母集団が正規分布にしたがう場合 126
  - 5.3.2 2標本：標本が正規分布にしたがい $\sigma_X^2 = \sigma_Y^2$ の場合 . 132
  - 5.3.3 対応がある2標本：標本が正規分布にしたがう場合 . 135
  - 5.3.4 標本が正規分布にしたがわないとき 137
  - 5.3.5 比率の信頼区間 140
  - 5.3.6 比率の差の信頼区間 141

第6章　検定　　　　　　　　　　　　　　　　　　　　　　145

- 6.1 統計的検定の考え方 145
  - 6.1.1 片側p値と両側p値 149
  - 6.1.2 二種類の誤り 151
  - 6.1.3 p値による判定 152
  - 6.1.4 p値による判定の問題点：その1 152
  - 6.1.5 p値による判定の問題点：その2 154
  - 6.1.6 検出力 155
- 6.2 2標本検定 158

x 目次

   6.2.1 標本が正規分布にしたがう場合 158
   6.2.2 標本が正規分布にしたがわない場合 161
 6.3 対応がある2標本の検定 168
   6.3.1 標本が正規分布にしたがう場合 168
   6.3.2 標本が正規分布にしたがわない場合 170
 6.4 比率の検定 174
   6.4.1 一標本比率の検定 174
   6.4.2 比率の差の検定 177
   6.4.3 対応があるデータの比率の差の検定 184
 6.5 症例数の設計 186

第7章　回帰モデル   191

 7.1 単回帰モデル 191
   7.1.1 5.2節の復習 191
   7.1.2 検定と信頼区間 192
   7.1.3 ピアソンの相関係数 194
   7.1.4 分散分析 195
   7.1.5 決定係数 196
   7.1.6 データの解析 197
 7.2 重回帰モデル 200
   7.2.1 重回帰モデルとは 200
   7.2.2 分散分析 201
   7.2.3 回帰係数の信頼区間と検定 203
   7.2.4 モデルを作る 203
 7.3 残差のチェック 212
   7.3.1 データの解析 216
 7.4 ロジスティック回帰分析 220
   7.4.1 ロジスティック回帰分析とは 220

	7.4.2 ロジスティックモデルの用途 221
	7.4.3 回帰係数の意味 223
	7.4.4 パラメータの推定と検定 225
	7.4.5 データの解析 226
7.5	コンピュータソフトの使い方 228
	7.5.1 JMP による分析 229
	7.5.2 R による分析 230

参考文献 232
演習問題解答 234
索引 255

第1章　確率的推論

　確率は，ある偶然現象の起こりやすさをあらわすモノサシである．不確実性の度合いをあらわすモノサシといってもよい．例えば，公平なサイコロを投げるとき3の目が出る確率は1/6であると考えられている．1から6の目が同様な確からしさで出る可能性をもつからである．しかし，押しピンを投げるときに針が上を向く確率はどうであろうか．上を向くか，下を向くかは同様に確かではない．しかし，このような場合にも針が上を向く確からしさをあらわすモノサシとして確率を考えたい．本章では，一般的な確率や，その応用について考える．

1.1　確率

　[**標本空間**]　結果が偶然に起こるある試行において，起こりうるすべての結果からなる集合を**標本空間 (sample space)** と言い，U であらわす．U は universe の頭文字である．たとえば，サイコロ投げでは $U = \{1, 2, 3, 4, 5, 6\}$ である．また，コインを10回投げて表が何回出るかを調べる試行では $U = \{0, 1, 2, 3, 4, 5, 6, 7, 8, 9, 10\}$ である．

　[**事象**]　標本空間 U の部分集合を**事象 (event)** という．特に，標本空間は**全事象**という．また，U の要素を一つも含まない事象を特に**空事象**といい，ギリシャ文字 ϕ であらわす．ϕ はファイとよむ．事象はアルファベットの大文字 A, B などであらわす．例えば，サイコロ投げで偶数の目が出る事象は $A = \{2, 4, 6\}$ である．また，コインを10回投げて表が何回出るかを調べる試行では $B = \{0, 1, 2, 3\}$ は10回中に表が3回以下出る事象をあらわす．

[**和事象と積事象**] A, B が事象であるとき「A または B が起こる」という事象を, 事象 A と B の**和事象 (sum event)** といい, 記号 $A \cup B$ であらわす. また「A と B がともに起こる」という事象を, 事象 A と B の**積事象 (product event)** といい, 記号 $A \cap B$ であらわす. 図 1.1 の塗りつぶされた部分が, それぞれ事象 A と B の和事象 $A \cup B$, 積事象 $A \cap B$ である.

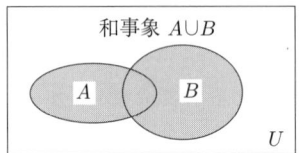 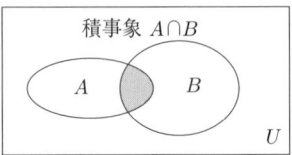

図 1.1 和事象（左）と積事象（右）

[**排反**] A と B が同時に起こることがないとき, すなわち $A \cap B = \phi$ のとき, 事象 A と B は, 互いに**排反 (mutually exclusive)** という.

[**余事象**] 「A が起きない」という事象を, 事象 A の**余事象 (complementary event)** といい, 記号 A^c であらわす. 図 1.2 の塗りつぶされた部分が A の余事象 A^c である.

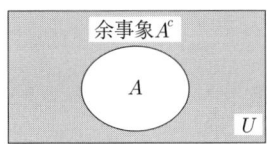

図 1.2 余事象

定理 1.1 事象 A, B, C について，次が成り立つ．
(1) $A \cup (B \cup C) = (A \cup B) \cup C$, $\quad A \cap (B \cap C) = (A \cap B) \cap C$.
(2) $A \cap (B \cup C) = (A \cap B) \cup (A \cap C)$,
$A \cup (B \cap C) = (A \cup B) \cap (A \cup C)$.

証明． 図 1.3 のような図を描き，確かめればよい．

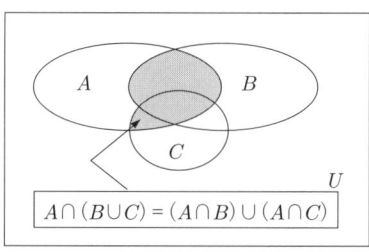

図 **1.3** 事象 $A \cap (B \cup C)$

注 1.1 定理 1.1(1) より $A \cup (B \cup C)$ を $A \cup B \cup C$ とあらわす．また，$A \cap (B \cap C)$ を $A \cap B \cap C$ とあらわす．

次の定理が成り立つ．証明は簡単である．各自で確かめてみよう．

定理 1.2 次が成り立つ．
(1) $\phi^c = U$, $\quad U^c = \phi$,
(2) $A \cup A^c = U$, $\quad A \cap A^c = \phi$,
(3) $U \cap A = A$, $\quad \phi \cup A = A$,
(4) $(A^c)^c = A$.

次の定理が成り立つ．

定理 1.3（ド・モルガンの法則）

$$(A \cup B)^c = A^c \cap B^c, \quad (A \cap B)^c = A^c \cup B^c$$

証明． 図 1.4 を見て，確かめてみよう．

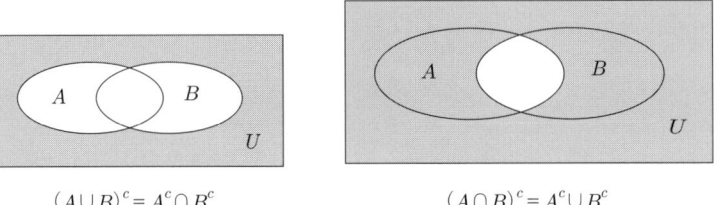

$(A\cup B)^c = A^c\cap B^c$ $(A\cap B)^c = A^c\cup B^c$

図 1.4　ド・モルガンの法則

定義 1.1（確率の定義）　次の (1),(2),(3) をみたす P を確率 (probability) という．
 (1) $P(U) = 1$,
 (2) 事象 A に対して $0 \leq P(A) \leq 1$,
 (3) 事象 $A_1, A_2, A_3, \ldots$ が互いに排反，すなわち，異なるどの二つの事象 A_i と A_j を取り出しても $A_i \cap A_j = \phi \ (i \neq j)$ のとき

$$P(A_1 \cup A_2 \cup \cdots) = P(A_1) + P(A_2) + \cdots$$

高等学校では，「同様な確からしさの原理」で確率を定義しておき，実用上有用な「確率の性質」を導く．しかし，実用の場面では「同様な確からしさの原理」が成りたつ場合は少ない．次の定理は，実用上有用な「確率の性質」が「同様な確からしさの原理」によらなくても，確率の定義 1.1 だけから数学的

に導かれることを示している．このことに最初に気づいて確率の定義を，定義 1.1 のように確率の機能によって与えたのはロシアの数学者コルモゴロフ (Kolmogorov, 1933 年) である．コルモゴロフによって確率は「同様な確からしさの原理」から開放され，例えば降水確率などのように幅広い応用の場で頻繁に適用されるようになった．

定理 1.4 次が成り立つ．
(1) $P(\phi) = 0$,
(2) $P(A^c) = 1 - P(A)$,
(3) $P(A \cup B) = P(A) + P(B) - P(A \cap B)$.
　　特に，$A \cap B = \phi$ のとき　$P(A \cup B) = P(A) + P(B)$.

証明． $A \cap A^c = \phi$（定理 1.2(2) より）で $U = A \cup A^c$ だから確率の定義 (1) 及び (3) より

$$1 = P(U) = P(A) + P(A^c).$$

これから (2) が示せ，さらに $A = U$ ととると $A^c = \phi$ だから (1) が成り立つ．(3) を示そう．図 1.1 より $A \cup B$ は互いに排反な事象 $A \cap B^c$, $A \cap B$, $A^c \cap B$ によって次のようにあらわされる．

$$A \cup B = (A \cap B^c) \cup (A \cap B) \cup (A^c \cap B)$$

したがって，確率の定義 (3) より

$$P(A \cup B) = P(A \cap B^c) + P(A \cap B) + P(A^c \cap B) \tag{1.1}$$

さらに，A は，互いに排反な事象 $A \cap B^c$ と $A \cap B$ によって次のようにあらわされるから

$$A = (A \cap B^c) \cup (A \cap B)$$

再び，確率の定義 (3) より

$$P(A) = P(A \cap B^c) + P(A \cap B) \tag{1.2}$$

同様に
$$P(B) = P(A^c \cap B) + P(A \cap B) \tag{1.3}$$
よって, (1.2) 式, (1.3) 式を (1.1) 式に代入すると
$$\begin{aligned}P(A \cup B) &= [P(A) - P(A \cap B)] + P(A \cap B) + [P(B) - P(A \cap B)] \\ &= P(A) + P(B) - P(A \cap B).\end{aligned}$$

(QED)

定義 1.2 (1) （条件付確率） 事象 B が起こったという条件の下で事象 A の起こる条件付確率を
$$P(A|B) = \frac{P(A \cap B)}{P(B)}$$
で定義する．ただし, $P(B) = 0$ のとき, 条件付確率 $P(A|B)$ は定義しない．

(2) （事象の独立） 二つの事象 A と B は
$$P(A \cap B) = P(A)P(B)$$
をみたすとき, 互いに独立 (mutually independent) という．

定理 1.5 次が成り立つ．
(1) （乗法定理） $P(A \cap B) = P(B)P(A|B)$
(2) 事象 A と B が互いに独立のとき
　$P(A|B) = P(A), \quad P(B|A) = P(B)$

証明． (1) は, 条件付確率の定義を書き直したものにほかならない．
(2) $P(A|B) = P(A)$ を示す．A と B が互いに独立であるとすると $P(A \cap B) = P(A)P(B)$. よって

$$P(A|B) = \frac{P(A \cap B)}{P(B)} = \frac{P(A)P(B)}{P(B)} = P(A).$$

逆をたどれば $P(A|B) = P(A)$ のとき，A と B が互いに独立であることも明らかである．

(QED)

演習問題 1.1

1. 条件付確率について，次が成り立つことを示しなさい．
   (i)　$B_1 \cap B_2 = \phi$ のとき $P(B_1 \cup B_2 \mid A) = P(B_1 \mid A) + P(B_2 \mid A)$.
   (ii)　$P(B \mid A) + P(B^c \mid A) = 1$

2. ある家族に 2 人の子供がいる．$E=\{2$ 人とも男の子$\}$，$F=\{$ 少なくとも 1 人は男の子 $\}$ とする．子供が生まれる事象は互いに独立で男の子と女の子が生まれる確率は等しいとして，条件付確率 $P(E \mid F)$ を求めよ．

3. 学期はじめに Y.T. 君は「コンピュータ入門」か「バイオインフォマティクス入門」のどちらの科目を受講するか迷っている．「コンピュータ入門」を受講すると確率 1/2 で A がもらえる．他方，「バイオインフォマティックス入門」を受講すると確率 1/3 で A がもらえるという．Y.T. 君はコインを投げ，表がでたら「コンピュータ入門」，裏が出たら「バイオインフォマティックス入門」を受講することにした．Y.T. 君が A をもらう確率を求めよ．

4. 性疾患を専門とするある診療科では，2 人の医師 A と B が診断を行っている．診療科の記録によると，医師 A は全受診者の 10% を陽性と診断し，医師 B は 20% を陽性と診断している．また，医師 A と B の両者が陽性と診断した受診者が 8% いる．次の問いに答えよ．
   (i) 医師 A が陽性と診断し，医師 B が陰性と診断した受診者は何%であるか．

(ii) 医師 B が陽性と診断し，医師 A が陰性と診断した受診者は何%であるか．

(iii) 医師 A と B のどちらか一方が陽性と診断したとき，受診者は血液検査をうける．血液検査を受ける受診者の割合を求めよ．

5. ある疾患において，従来の治療法 A の有効率は 60% である．新しく開発した治療法 B は治療法 A で有効とされる患者に加えて，治療法 A が有効でなかった患者の 20% に有効であるという．治療法 B の有効率を求めよ．

6. 公平な大小 2 つのサイコロを投げる．次の (i),(ii) に答えよ．
   (i) $E_1=\{$ サイコロの目の和が 6 $\}$, $F=\{$ 大きい方のサイコロの目が 4 と出る $\}$ とおくとき，事象 E_1 と F は互いに独立か．
   (ii) $E_2=\{$ サイコロの目の和が 7 $\}$ とおくとき，事象 E_2 と F は互いに独立か．

7. 袋の中に赤球 6 個，白球 5 個が入っている．玉を 2 回無作為に取り出す．第 1 回目に赤球を取り出す事象を A，第 2 回目に白球を取り出す事象を B とする．
   (i) 復元抽出（取り出した玉を毎回袋の中にもどす）のとき，A と B は独立か．
   (ii) 非復元抽出（取り出した玉を袋の中にもどさない）のときはどうか．

1.2 検査法の性能

ある疾患に罹っているか否かを調べる検診では,特定の検査法を用いて陽性,陰性が検査される.病気の診断は,検査の結果に基づいて行われるため,検査は極めて重要で,技術革新を反映して検査法は,常に新しい方法が開発されている.

表 1.1 は,新しく開発された検査法 T 法の性能を調べるため,270 人の被験者に対して検査法 T を適用し,さらに精密検診結果によって真に疾患 D に罹患している (D) か否か (D^c) を調べた結果である.結果は,$D \cap$ 陽性,$D \cap$ 陰性,$D^c \cap$ 陽性,$D^c \cap$ 陰性,の 4 つのクラスに分類されている.

いま,対象者 270 人が各クラスに分類される確率は(年齢や重篤度などにはよらず)「同様に確かである」と仮定しよう.このとき,ランダムに選ばれた一人のヒトが各クラスに分類される確率は,次で与えられる.

$$P(D \cap 陽性) = \frac{60}{270}, \quad P(D \cap 陰性) = \frac{2}{270},$$
$$P(D^c \cap 陽性) = \frac{18}{270}, \quad P(D^c \cap 陰性) = \frac{190}{270}.$$

また,疾患 D に罹患している確率,および検査が陽性である確率は,それぞれ以下のように与えられる.

$$P(D) = \frac{62}{270}, \quad P(陽性) = \frac{78}{270}$$

表 1.1 検査法 T の性能

	陽性	陰性	計
D	60	2	62
D^c	18	190	208
計	78	192	270

[感度と特異度] 疾患 D に罹っているにもかかわらず，検査が陰性である確率は，条件付確率 $P(陰性|D)$ であらわされる．条件付確率の定義から

$$P(陰性|D) = \frac{P(D \cap 陰性)}{P(D)} = \frac{2}{270} \cdot \frac{270}{62} = \frac{2}{62}$$

である．この確率は，表 1.1 より，疾患 D に罹患した人の中で検査結果が陰性であった人の割合のことである．この確率のことを**偽陰性率 (false negative rate)** という．また，$1 - 偽陰性率 = P(陽性|D)$ のことを検査法 T の**感度 (sensitivity)** という．

同様に，疾患 D に罹っていないにもかかわらず，検査が陽性である確率は，条件付確率 $P(陽性|D^c)$ であらわされる．この確率のことを**偽陽性率 (false positive rate)** という．表 1.1 より

$$偽陽性率 = P(陽性|D^c) = \frac{18}{208}.$$

である．$1 - 偽陽性率 = P(陰性|D^c)$ のことを検査法 T の**特異度 (specificity)** という．

検査法の精度は，感度と特異度，あるいは偽陽性率と偽陰性率であらわされる．以上をまとめると，次のようである．

検査法の感度 $= P(陽性|D),$ 偽陰性率 $= P(陰性|D),$
検査法の特異度 $= P(陰性|D^c),$ 偽陽性率 $= P(陽性|D^c).$

演習問題 1.2 表 1.2 は，マンモグラフィの性能を調べるため，乳がん患者 13 例と，乳腺良性腫瘍患者 45 例をマンモグラフィで検査した結果である．特異度，感度および偽陽性率と偽陰性率を求めよ．なお，マンモグラフィについては次節を参照されたい．

[予測値] 検査結果が陽性のとき，疾患 D に罹患している確からしさは，

表 1.2　マンモグラフィの性能試験データ

病態	陰性	陽性	計
乳がん	1	12	13
乳腺良性腫瘍	22	23	45

条件付確率 $P(D|\text{陽性})$ であらわされる．また，検査結果が陰性のとき，疾患 D に罹患していない確からしさは，条件付確率 $P(D^c|\text{陰性})$ であらわされる．これらの確率は**予測値 (predictive value)** という．すなわち

> 検査結果が陽性のときの予測値 $=P(D|\text{陽性})$; 陽性的中率という，
> 検査結果が陰性のときの予測値 $=P(D^c|\text{陰性})$; 陰性的中率という．

　感度，特異度，および予測値は検査法の性能を評価するために用いられる．感度と特異度は疾患 D の確率には依存しないが，予測値は疾患 D の確率には依存する．したがって，検査法の性能そのものを評価したいときは感度と特異度，あるいはこれと同等な偽陰性率と偽陽性率を用いた方がよい．

例 1.1　表 1.1 より
　検査結果が陽性のときの予測値 $=P(D|\text{陽性})=\frac{60}{78}$,
　検査結果が陰性のときの予測値 $=P(D^c|\text{陰性})=\frac{190}{192}$.

1.3　ROC 曲線

　乳がん検診では，近年マンモグラフィを用いる検査が増えている．この検査は，乳房をはさみながら圧迫して，上下方向から 1 枚，左右方向から 1 枚の合計 2 枚（両方の乳房を撮影する場合は 4 枚）撮影し，医師が X 線フィルムを精査して「超早期乳がん」を発見する方法である．表 1.3 は，この検査法の性能を調べる目的で，確実に乳がんと分かっている患者 30 人と確実に健常であ

ることがわかっている 30 人にマンモグラフィ検査を行なった結果である．一人の医師が「腫瘍なし」，「良性」，「たぶん良性」，「疑いあり」，「がんあり（悪性）」の 5 段階評価を行っている．ただし，受診者には「陽性」か「陰性」しか伝えない．問題は，5 段階のどこで切って「陽性」，「陰性」とすればよいかである．

表 1.3 マンモグラフィの性能評価

	腫瘍なし (0)	良性 (1)	たぶん良性 (2)	疑いあり (3)	悪性 (4)	計
乳がん	1	0	6	11	12	30
健常	9	2	11	8	0	30

表 1.4 {0}vs.{1,2,3,4}

	陰性	陽性	計
乳がん	1	29	30
健常	9	21	30

表 1.5 {0,1}vs.{2,3,4}

	陰性	陽性	計
乳がん	1	29	30
健常	11	19	30

表 1.6 {0,1,2}vs.{3,4}

	陰性	陽性	計
乳がん	7	23	30
健常	22	8	30

表 1.7 {0,1,2,3}vs.{4}

	陰性	陽性	計
乳がん	18	12	30
健常	30	0	30

表 1.3 で「腫瘍なし」を「陰性」，それ以外を「陽性」({0}vs.{1,2,3,4} とあらわす，以下同様) とすることにすれば表 1.4 のような 2×2 表が得られる．また，「たぶん良性」までを「陰性」，疑いあり以上を「陽性」({0,1}vs.{2,3,4}) とすれば表 1.5，「疑いあり」までを「陰性」，それ以上を「陽性」({0,1,2}vs.{3,4}) とすれば表 1.6，「疑いあり」までを「陰性」，「悪性」を「陽性」({0,1,2,3}vs.{4}) とすれば表 1.7 のような 2×2 表が得られる．

表 1.8 に，表 1.4〜表 1.7 から求めた特異度と感度を与えた．ただし，表には (0,0) と (1,1) が追加してある．これは表 1.3 を $\{\phi\}$vs.{0,1,2,3,4} と {0,1,2,3,4}vs.$\{\phi\}$ で分類することに対応している．

表1.8を見てみよう．陽性と陰性を表1.4のように定めると感度は0.97で高いが，特異度は0.30で低い．これに対し表1.7のように定めると特異度は1となるが，感度は0となる．一般に，感度を高くしようとすると特異度は低くなり，特異度を高くしようとすると感度が低くなる．感度と特異度はこのような競い合い関係にある．陽性と陰性をどこで線引きするかについては，対象とする疾患と目的を考慮して行う必要がある．それには，次に述べるROC曲線が役に立つ．

表 1.8　表1.4〜表1.7の特異度と感度

	表1.7		表1.6	表1.5	表1.4	
特異度 (X)	1	1	0.73	0.37	0.30	0
感度 (Y)	0	0.40	0.77	0.97	0.97	1

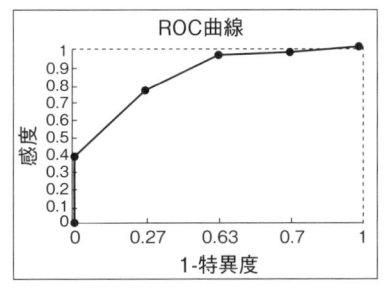

図 1.5　ROC 曲線

図1.5は，(1-特異度)を横軸にとり，感度を縦軸にとって表1.8から求めた値をプロットし，これらを結んだ曲線である．この曲線を **ROC 曲線 (receiver operating characteristic curve)** という．作図から明らかなように，ROC曲線はX軸までの曲線下の部分の面積が大きいほど良い検査法であるといえる．一般に検査法の「陽性」，「陰性」は，このようなROC曲線を描き，その特徴を吟味することによって決定される．

1.4 ベイズの定理

次の定理をまず示しておく.

> **定理 1.6** $0 < P(B) < 1$ をみたす任意の事象 B に対して, 次が成り立つ.
> $$P(A) = P(A|B)P(B) + P(A|B^c)P(B^c).$$

証明. $A = (A \cap B) \cup (A \cap B^c)$ とあらわされ, $(A \cap B)$ と $(A \cap B^c)$ は互いに排反であるから, 確率の定義 (3) より

$$P(A) = P(A \cap B) + P(A \cap B^c).$$

条件付確率の定義から

$$P(A \cap B) = P(A|B)P(B), \quad P(A \cap B^c) = P(A|B^c)P(B^c)$$

これを上式に代入すれば, 定理が示せる.

(QED)

[**条件付確率 $P(A|B)$ と $P(B|A)$**] A を肺がんに罹るという事象, B を喫煙者であるという事象とする. このとき, 条件付確率 $P(A|B)$ は喫煙者が肺がんになるリスクをあらわす. 他方, $P(B|A)$ は肺がんに罹った人の中での喫煙者の割合をあらわす. 喫煙者の多くは 20 歳頃に喫煙をはじめ, その中の何%かが 40 歳を過ぎて肺がんにかかる. つまり, 図 1.6 に示されるように, 事

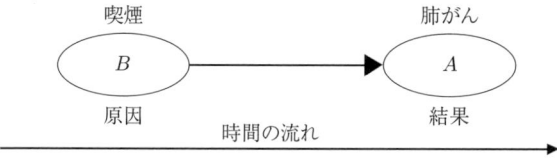

図 **1.6** 時間の流れと事象

象 B は，時間的に事象 A より先に起こる．条件付確率 $P(A|B)$ はこの時間の流れにそった確率である．ところが，条件付確率 $P(B|A)$ は時間の流れを逆転させた確率である．

[ベイズの定理] イギリスの長老派協会の牧師トーマス・ベイズ (Thomas Bayes) は，時間の流れにそった確率 $P(A|B)$ と時間の流れを逆転させた確率 $P(B|A)$ の関係を与える画期的な定理を発見した (1763 年)．この定理はベイズの定理とよばれ，バイオ統計学のみならず，人工知能などの分野でも基本的な定理として広く応用されている．

定理 1.7 （ベイズの定理）

$$P(B|A) = \frac{P(A|B)P(B)}{P(A|B)P(B) + P(A|B^c)P(B^c)}$$

証明． 条件付確率の定義より

$$P(B|A) = \frac{P(A \cap B)}{P(A)}$$

いま，右辺の分子 $= P(A|B)P(B)$．他方，分母は定理 1.6 より

$$P(A) = P(A|B)P(B) + P(A|B^c)P(B^c).$$

これらを代入すると与えられた式がえられる．

(QED)

1.5 ベイズの定理の応用

1.5.1 診断のための検査

身体の調子が悪い人は，病院に行き検査を受けて，ある疾患に罹患 (D) しているか，いないか (D^c) 診断される．検査結果は陽性または陰性で表明されるが，前節で見たように検査は 100% 正確ではない．すべての検査には不確実性がある．そこで，受診者の最大の関心事は陽性的中率と陰性的中率である．すなわち，特定の検査（T とよぶ）で陽性であったとき，真に疾患 D に罹患している確率 $P(D|\text{陽性})$，および，この検査で疾患 D に罹っていることが見逃される確率 $P(D|\text{陰性})$ である．ベイズの定理より，検査 T が陽性であったとき，疾患 D に罹患している確率は

$$P(D|\text{陽性}) = \frac{P(\text{陽性}|D)P(D)}{P(\text{陽性}|D)P(D) + P(\text{陽性}|D^c)P(D^c)} \tag{1.4}$$

とあらわされる．いま，右辺の確率 $P(\text{陽性}|D)$ および $P(\text{陽性}|D^c)$ は検査法 T の性能，すなわち特異度と感度，から算出できる．各検査法の性能については多くの研究がなされており，インターネット等で検索して調べることができる．したがって，$P(D)$ が分かれば検査 T で陽性であったとき，疾患 D に罹患している確率を求めることができる．

同様に，検査 T で疾患 D に罹っていることが見逃される確率は次のように算出できる．

$$P(D|\text{陰性}) = \frac{P(\text{陰性}|D)P(D)}{P(\text{陰性}|D)P(D) + P(\text{陰性}|D^c)P(D^c)} \tag{1.5}$$

> **例 1.2**
> (1) Y.S. さんは,マンモグラフィによる乳がん検診を受け陽性であった. Y.S. さんが真に乳がんに罹患している確率を求めよ. ただし,このマンモグラフィの特異度は 0.30,感度は 0.97 である.
>
> (2) A.U. さんは,同じ検診で陰性であった. A.U. さんが乳がんに罹っていることが見逃される確率を求めよ.

解. 成人女性の 30 人に 1 人は乳がんに罹るといわれている. よって

$$P(D) = \frac{1}{30}$$

と推定する. また

$$P(陽性|D) = 0.97, \qquad P(陰性|D^c) = 0.30$$

であるから,(1.4) 式より Y.S. さんが真に乳がんに罹患している確率は

$$P(D|陽性) = \frac{0.97 \cdot 0.033}{0.97 \cdot 0.033 + (1-0.30) \cdot (1-0.033)} = 0.045.$$

である. また,(1.5) 式より,A.U. さんが乳がんに罹っていることが見逃される確率は

$$P(D|陰性) = \frac{(1-0.97) \cdot 0.033}{(1-0.97) \cdot 0.033 + 0.30 \cdot (1-0.033)} = 0.003.$$

注 1.2 マンモグラフィは乳がんのスクリーニングを目的とする 1 次検診に使用されている. このため,陽性的中率を犠牲にして,見逃しの確率を厳しくおさえるように設計されている. 陽性的中率を高めれば,見逃しの確率が高くなるからである. 上の陽性的中率が低いのはこのためである.

1.6 キャリアの診断

遺伝性の疾患について考えよう. 精子の性染色体は (X, Y) から成り,卵子

の性染色体は (X,X) から成っている. あるクラスの遺伝的疾患（D とよぶ）は, 常に X 染色体上にあって X 染色体のある因子の活性欠陥によって起きることが知られている. いま, 欠陥をもつ X 染色体を X^*, 正常な X 染色体を X であらわす. 性染色体が (X,Y) の男性は正常であるが, (X^*,Y) の男性は疾患 D を発現する. 性染色体が (X,X) の女性は正常であるが, (X^*,X^*) の女性は疾患 D を発現する. 性染色体が (X^*,X) または (X,X^*) の女性は疾患 D を発現しないが, 子孫に欠陥をもつ染色体 X^* を伝える. このような女性はキャリア (**carrier**) とよばれる.

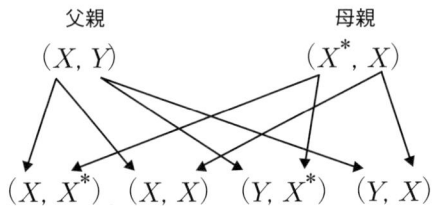

図 **1.7**　父親が正常, 母親がキャリアである場合の遺伝

図 1.7 は, 父親が正常, 母親がキャリアの場合に出生する子供の状況をあらわした図である. 図より, このような両親から出生した場合, 娘は確率 0.5 でキャリア, 確率 0.5 で正常となる. 他方, 息子は確率 0.5 で疾患 D を発現, 確率 0.5 で正常となる. 表 1.9 は, このようにして求めた結果を整理した表である.

キャリアであるかどうかの診断は X 染色体上の当該因子の活性を測定し

$$Q = \frac{\text{当該因子の活性値}}{\text{当該因子の抗原値}}$$

を求め, $Q \leq 0.8$ ならキャリア陽性, $Q > 0.8$ ならキャリア陰性と診断される. この検査の特異度と感度は, 次のようである.

1.6 キャリアの診断

表 1.9 両親の遺伝子タイプに対する子供の遺伝子タイプの分布

	父親正常	父親疾患 D
母親正常	娘はすべて正常 息子はすべて正常	娘はすべてキャリア 息子はすべて正常
母親キャリア	娘は確率 0.5 でキャリア, 確率 0.5 で正常 息子は確率 0.5 で D, 確率 0.5 で正常	娘は確率 0.5 で D, 確率 0.5 でキャリア 息子は確率 0.5 で D, 確率 0.5 で正常
母親疾患 D	娘はすべてキャリア 息子はすべて D	娘はすべて D 息子はすべて D

$$\text{特異度} = 0.85, \quad \text{感度} = 0.95$$

例 1.3 A.T. さんは,24 歳の独身女性である.問診の結果,彼女の二人の兄弟のうち一方が疾患 D で,父親は正常であることが分かった.また,A.T. さんの Q 値は,0.6 であった.彼女がキャリアである確率を求めよ.

解. 問診の結果と表 1.9 より,A.T. さんの母親はキャリアであることが分かる.よって,検査を受ける前に A.T. さんがキャリアである確率は 0.5 である.すなわち,キャリアであるという事象を C であらわすと $P(C) = 0.5$ である.A.T. さんの Q 値は 0.6 で陽性を示している.よって求める確率は,ベイズの定理より

$$P(C|\text{陽性}) = \frac{P(\text{陽性}|C)P(C)}{P(\text{陽性}|C)P(C) + P(\text{陽性}|C^c)P(C^c)}$$

で与えられる.ただし,$P(\text{陽性}|C)$ がこの検査法の感度に対応し $P(\text{陰性}|C^c) = 1 - P(\text{陽性}|C^c)$ が特異度に対応する.よって $P(\text{陽性}|C) = 0.95$,$P(\text{陽性}|C^c) = 1 - P(\text{陰性}|C^c) = 1 - 0.85$ である.したがって

$$P(C|\text{陽性}) = \frac{0.95 \cdot 0.5}{0.95 \cdot 0.5 + 0.15 \cdot 0.5} = 0.86.$$

つまり,検査を受ける前は彼女がキャリアである確率は 0.5 であったが,検査

を受けその結果が陽性であったという情報を取り入れると,彼女がキャリアである確率は 0.86 に増加した.この結果は,図 1.8 のような模式図であらわされる.

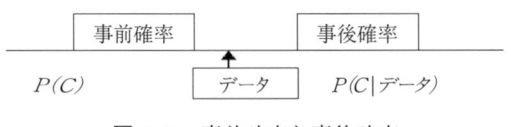

図 1.8 事前確率と事後確率

一般に,データをとる前の確率 ($P(C)$) のことを**事前確率 (prior probability)** といい,データが取られたあとの確率 ($P(C|陽性)$) のことを**事後確率 (posterior probability)** という.ベイズの定理は,図のように事前確率をデータをとることによって事後確率に修正する方式を提供する.このことを繰り返せば,データから得られる新しい情報を毎度取り入れた最新の事後確率を求めることができ,それに基づいて判断をすることが可能となる.次の例はこのことを示している.

> **例 1.4** M.T. 夫人は 38 歳で,問診の結果,ご主人は正常で,二人の息子をもち,息子二人とも正常であった.しかし,彼女の兄弟は疾患 D であることが分かった.また,検査の結果,彼女の Q 値は 0.72 であった.彼女がキャリアである確率を求めよ.

解. 彼女の兄弟は疾患 D だから,彼女の母親はキャリアである.したがって彼女がキャリアである事前確率は $P(C) = 0.5$ である.M.T. 夫人の二人の息子が正常であるという情報は,直感的にこの事前確率を減少させるはずである.まず,この確率を求めよう.二人の息子が疾患 D でない,という情報を取り込んだとき M.T. 夫人がキャリアである事後確率は,ベイズの定理より

$$P(C|息子二人が正常) = \frac{P(息子二人が正常|C)P(C)}{P(息子二人が正常|C)P(C) + P(息子二人が正常|C^c)P(C^c)}$$

で与えられる．いま，表 1.9 の父親が正常，母親がキャリアの欄より

$$P(息子二人が正常 | C) = 0.5 \cdot 0.5 = 0.25,$$

また，母親は疾患 D でないから C^c は母親が正常であることを意味する．よって，表 1.9 の父親が正常，母親が正常の欄より

$$P(息子二人が正常 | C^c) = 1$$

である．上の式にこれらの数値を代入すると

$$P(C | 息子二人が正常) = 0.2.$$

つまり，息子二人が正常という情報を取り込むと，M.T. 夫人がキャリアである確率は 0.5 から 0.2 に減少する．Q 値は 0.72 で 0.8 より小さいから，検査結果は陽性である．検査結果が陽性であったという情報を取り込んで，M.T. 夫人がキャリアである事後確率を求めるには，事前確率を，いま求めた 0.2 に設定しなおしてベイズ定理を適用すればよい．すなわち，

$$P(C | 陽性) = \frac{0.95 \cdot 0.2}{0.95 \cdot 0.2 + 0.15 \cdot 0.8} = 0.61.$$

つまり，A.T. さんと M.T. 夫人はともに陽性であったが，M.T. 夫人の場合，二人の息子が正常である，という情報を有効に利用した結果，キャリアである確率が著しく減少した．

別解． 求める確率は $P(C | 息子二人が正常, 陽性)$ とあらわされる．{ 息子二人が正常, 陽性 } を一つの事象と見てベイズの定理を適用すると

$$P(C | 息子二人が正常, 陽性)$$
$$= \frac{P(息子二人が正常, 陽性 | C)P(C)}{P(息子二人が正常, 陽性 | C)P(C) + P(息子二人が正常, 陽性 | C^c)P(C^c)}$$

をえる．ここで，一般に条件付独立性とよばれる，次を仮定する．

$$P(息子二人が正常, 陽性 | C) = P(息子二人が正常 | C) \cdot P(陽性 | C)$$

$$P(\text{息子二人が正常,陽性} \mid C^c) = P(\text{息子二人が正常} \mid C^c) \cdot P(\text{陽性} \mid C^c)$$

このとき

$$P(\text{息子二人が正常,陽性} \mid C) = (0.5 \cdot 0.5) \cdot 0.95 = 0.2375$$

$$P(\text{息子二人が正常,陽性} \mid C^c) = (1) \cdot (1 - 0.85) = 0.15$$

であるから，これらの数値と $P(C)=0.5$ を上式に代入すると $P(C\mid$ 息子二人が正常,陽性$) = 0.61$ を得る．

演習問題 1.3

1. 表 1.10 は，デジタルフィルムを使用したマンモグラフィの検査結果である．ROC 曲線を図示せよ．

表 **1.10** マンモグラフィ検査結果（デジタルフィルム）

	なし	良性	悪性の疑い	悪性	計
乳がんあり	1	0	1	11	13
乳がんなし	22	8	7	8	45

2. 例 1.3 において，A.T. さんはセカンドオピニオンを求めたいと思って B 大学病院で再度検査を受けた．その結果彼女の Q 値は 0.86（陰性）であった．彼女がキャリアである確率を求めよ．

3. 2 つの袋がある．第 1 の袋には赤球 2 個，白球 7 個が入っている．第 2 の袋には赤球 5 個，白球 6 個が入っている．コインを投げ，表が出ると第 1 の袋，裏が出ると第 2 の袋からランダムに 1 個の玉を取り出すとする．このとき，取り出された玉が赤球であったという条件の下で，コイン投げの結果が表（つまり，第 1 の袋から玉が取り出された）である条件付確率を求めよ．

第2章 データの表現

2.1 ヒストグラム

表 2.1 のデータは，38 人のボランティア母親母乳中の PCB の測定値である（単位 μg）．データは，最小値 1.00 と 13.50 の間でバラついている．

表 2.1　38 人のボランティア母親母乳中の PCB の測定値（単位 μg）

1.93	2.69	6.54	1.35	6.95	3.65	1.43	3.21	4.84	3.62	5.36
3.47	3.32	3.66	2.01	1.95	8.64	2.73	4.88	3.47	2.07	2.47
4.76	4.73	10.76	3.13	6.00	3.00	8.50	4.80	1.00	8.70	7.60
3.80	13.50	2.20	6.40	1.50						

表 2.2 は，表 2.1 で与えられた PCB の測定値を $2.5\mu g$ ごとクラスに分けたとき各クラスに属する母親の人数（度数）である．ただし，表中たとえば 0-2.5 は，0 以上 2.5 未満をあらわす．

表 2.2　表 2.1 で与えられた PCB 測定値のクラス分け

PCB の測定値	度数（母親の人数）
0-2.5	10
2.5-5	17
5-7.5	5
7.5-10	4
10-12.5	1
12.5-15	1

図 2.1 は，横軸に PCB の量，縦軸に度数をとり表 2.2 をグラフに描いたも

のである．横軸の目盛り 1.25, 3.75, ... は表 2.2 の測定値の区間の代表値を (0+2.5)/2=1.25 のように求めたものである．

図 2.1 のような図を**ヒストグラム (histogram)** という．表 2.1 では見えなかったデータの分布（バラつき）の様子をヒストグラムによって明らかにすることができる．

データのヒストグラムを描き，データの分布の様子を把握しておくことは統計的データ解析の基本である．

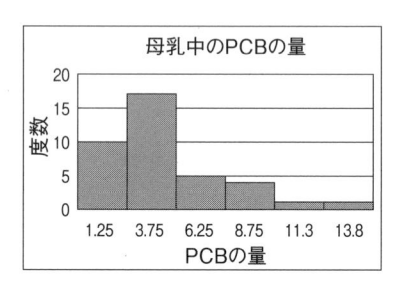

図 2.1 表 2.1 のデータのヒストグラム

演習問題 2.1 7 章表 7.1 に Framingham Heart Study データの一部を与えている．この表の中で TC の列は 30 個体の総コレステロール (Total cholesterol) の値である．TC のヒストグラムを描け（級の数，間隔を変えて試行錯誤的に最も良いと思うデータの表現を選ぶこと）．

ヒント 級の数 $\simeq \frac{1}{5} \cdot$ (データの数) という公式が経験的に知られている．

演習問題 2.2 表 2.3 は，1972 年の英国男性の結婚年齢である（出典：*Statistics for Advanced Level*, Cambridge Univ Press, 1983 ,p.6）．ヒストグラムを描け．

ヒント 55 歳以上がオープンエンドである．上限を 75 歳にとることにしよ

表 2.3 結婚年齢の分布：英国の男性, 1972 年

年齢	度数（千人）
16-17	4
18-20	73
21-24	185
25-29	104
30-34	34
35-44	33
45-54	22
55 以上	26

う．さらに，このデータは級間隔が等しくない．このようなときのヒストグラムは，柱の高さ × 級の幅 ∝ 級の度数を満たすように決める．すなわち

$$\text{柱の高さ} \propto \frac{\text{級の度数}}{\text{級の幅}}.$$

2.2 累積度数図

表 2.4 は，表 2.2 の度数から求めた累積度数の表である．累積度数表は，例えば母乳中の PCB が 7.5mmHg 以下の母親が何人いたかを見るのに便利である．

表 2.4 表 2.1 で与えられた PCB 測定値の累積度数

PCB の測定値	累積度数
0	0
2.5	10
5	27
7.5	32
10	36
12.5	37
15	38

図 2.2 は，表 2.4 から描いた累積度数のグラフである．この図を**累積度数図 (cumulative frequency graph)** という．

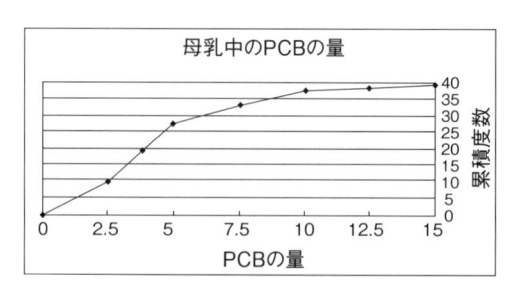

図 **2.2** 表2の累積度数を描いた累積度数図

演習問題 2.3 表2.1, 表2.3のデータから累積度数図を描け.

2.3 中心的傾向の尺度

データにはバラつきがある．例えば，表2.1の38個のPCB測定値は最小値1.00, 最大値13.5の間にバラついていて, その分布は図2.1 ヒストグラムであらわされている．ヒストグラムを見ると分布の位置（中心的傾向）とバラつきの幅（散布度）が分かる．分布の中心的傾向を表すモノサシとして**平均値 (mean)** および**中央値 (median)** が用いられることが多い.

平均値は，全データの和をデータの個数で割った算術平均である．すなわち，データが n 個あるとして，そのデータを $x_1, x_2, \ldots, x_n$ とあらわすと，平均値は
$$\bar{x} = \frac{x_1 + x_2 + \cdots + x_n}{n}$$
である．表2.1のデータから, 38人の母親の母乳中のPCBの測定値の平均値は
$$\bar{x} = \frac{1}{38}(1.93 + 2.69 + 6.54 + \cdots + 6.40 + 1.50) = 4.49$$
である．

中央値は，データを小さい方から大きさの順に並べたときの中央の値である．データが偶数個のときは中央にくるのは二つあるので，この両者の算術平

均をとって中央値とする．例えば 4 個のデータを大きさの順に並べたとき

$$144 \quad 152 \quad 156 \quad 161$$

であったとすると中央値は $(152+156)/2 =154$ である．母乳中の PCB の測定値の中央値は，表 2.1 より

$$\frac{3.62 + 3.66}{2} = 3.64$$

である．

平均値と中央値には，次のような特徴がある．

- 表 2.1 の PCB 測定値から中央値を求めると 3.635 を得る．表 2.1 の PCB 測定値の最大値は 13.5 であった．この最大値を 100 倍して 1350 としても中央値の値は変わらないが，平均値は大きく変わる．中央値は平均値よりもデータに混入する異常値の影響を受けにくいという特徴を持っている．このような特徴を**頑健性 (robustness)** または**ロバストネス (robustnes)** という．
- データの分布が左右対称なら平均値と中央値は一致する．一般的に，分布の形状が左右対称に近いとき，平均値の方が中央値よりも良いモノサシである．
- 国民の 5% 弱が巨大な収入を持ち，残りの 95% は極めて貧しい開発途上国があったとする．このとき，この国の国民の収入を平均値であらわすとわずかの人の巨大な収入に引きずられ，平均値以下の国民が 95% 強ということが生じる．しかし中央値であらわすと国民の収入が正確に反映される．

演習問題 2.4 表 2.1, 表 2.3 のデータから平均値，中央値を求めよ．

2.4 散布度

データのバラツキの大きさ，いい換えればヒストグラムの幅を**散布度 (dispersion)** という．

散布度をあらわす最も簡単なモノサシはデータの最大値から最小値を引いたものである．これを**範囲 (range)** という．

中央値はデータ全体を半分ずつに等分する．このとき，下半分の中央値を **25%点**，または**下方 4 分位数 (lower quartile)**，上半分の中央値を **75%点 (75 percentile)**，または**上方 4 分位数 (upper quartile)** という．25%点を $Q1$，75%点を $Q3$ とあらわすとき，$Q3 - Q1$ を **4 分位範囲 (interquartile range)** という．4 分位範囲はデータの散布度をあらわす重要なモノサシである．

図 2.3 に，表 2.1 の PCB データから求めた最小値，最大値，$Q1$，中央値，$Q3$ を視覚的に図示した．PCB データの特徴がヒストグラムと同様，図から把握できる．

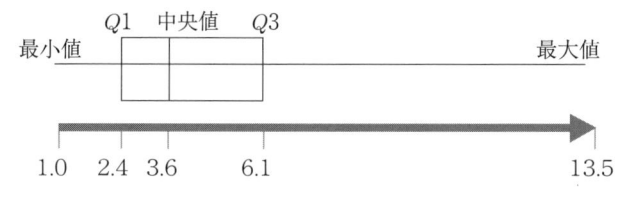

図 2.3 表 2.1 のデータの表現

データの散布度をあらわすモノサシとして最もよく用いられるのは**分散 (variance)** とその平方根の**標準偏差 (standard deviation, SD または Std Dev と略記される)** である．データが n 個あるとして，そのデータを $x_1, x_2, \ldots, x_n$ とあらわすと，分散は

$$S^2 = \frac{1}{n-1} \sum_{i=1}^{n} (x_i - \bar{x})^2$$

である，ただし $\bar{x}$ は平均値である．また標準偏差は S^2 の正の平方根 S で

ある.

注 2.1 S^2 は**標本分散** (sample variance) とよばれることもある. S^2 は, n 個の $(x_1-\bar{x})^2,\ldots,(x_n-\bar{x})^2$ の和を $n-1$ で割っている. これを n で割っているテキストもある. それぞれに良さがあるが, 本書では後述の不偏推定量という観点を重んじて分散を上のように定義している.

演習問題 2.5 3個のデータ $-1, 0, 1$ から分散 S^2 を求めよ. 同様に3個のデータ $-2, 0, 2$ から S^2 を求め, 両者を比較せよ.

演習問題 2.6 (1) 表2.1のデータから分散, 4分位範囲を求めよ. (2) 表2.3のデータから分散, 4分位範囲を求めよ.

2.5 箱ひげ図

データの中心的傾向と散布度は, 従来ヒストグラムであらわされることが多かったが, 最近では, これに代わって**箱ひげ図** (box-and-wisker plot)(図2.4左)とよばれる図が用いられることが多い. 箱ひげ図は, 次のように作られている.

- 箱の上端, 中央, 下端の水平線はそれぞれ75％点 ($Q3$), 中央値 ($Q2$), 25％点 ($Q1$) をあらわす.
- ＋ は平均値をあらわす.
- 75％点と25％点の距離 ($Q3$-$Q1$) を上で4分位範囲とよんだが, この4分位範囲の1.5倍以内で, かつ中央値から最も離れた測定値までひげ (wisker) とよばれる垂直線を引く.
- さらに離れた測定値については, 箱から4分位範囲の3倍までは一つひとつをゼロ (0) であらわし, それ以上遠い測定値は＊であらわす.

30   第2章 データの表現

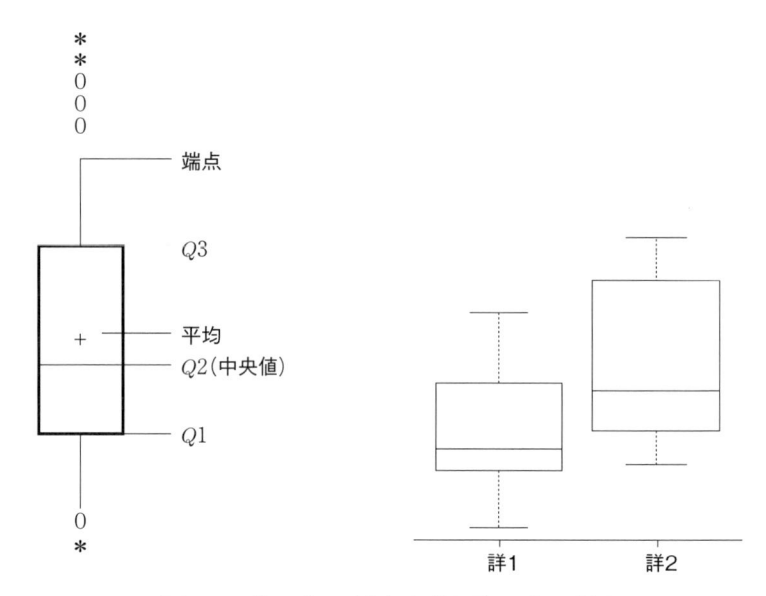

図 2.4 箱ひげ図（左）と並行箱ひげ図（右）

箱ひげ図の読み方

箱ひげ図から，以下のようなことを知ることができる．

- 平均値の大きさ．
- 中央値の大きさ．
- 箱の上端，下端の水平線からデータの散らばりの範囲．
- データの散らばりが，平均値及び中央値に関して対称かどうか．
- ひげの端点までが一応の正常範囲と考えられる．
  0 があれば，これに対応する測定値は外れ値であることが示唆される．
  * があれば，対応する測定値は極外値であることが示唆され，データの記入間違い等のチェックが要請される．
- 箱ひげ図を複数個並べた図を **並行箱ひげ図** (**parallel box-and-wisker plot**) という（図 2.4 右）．並行箱ひげ図によっていくつかの母集団の視覚的な比較ができる．

2.5 箱ひげ図

演習問題 2.7 表 2.1 のデータにおいて，母乳中の PCB の箱ひげ図を描け．

注 2.2 箱ひげ図はソフトによって異なることがある．たとえば，JMP の場合は，図 2.5 のような**外れ値箱ひげ図** (outlier box-and-wisker plot) とよばれる図がアウトプットされる．この箱ひげ図は，次のように作られている．

- 箱の部分は上と同じ
- ひし形は標本平均と 95%信頼区間
- 箱の両端の点線は，箱の両端から次のように計算された範囲内にある最も遠いデータ点までをつないだもの：

    75%点 $+ 1.5 \times$(4 分位範囲)
    25%点 $- 1.5 \times$(4 分位範囲)

- 点線の外側にある点は外れ値の可能性あり．

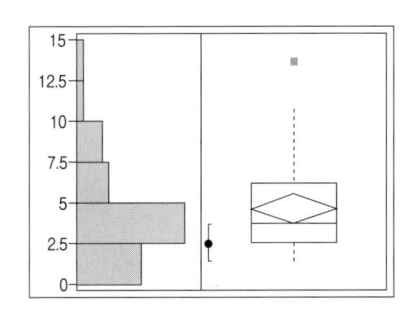

図 2.5 JMP の箱ひげ図

第3章　データの数学モデル

> **例 3.1**　有効率が 0.6 のある薬剤を 10 人の患者に投薬したところ，3 人しか有効でなかった．そこで医師 K.M. は，うちのクリニックの患者にはこの薬剤は効かない，他の薬剤に切り替えた方が良いかもしれない，と考えた．しかし，たまたま 3 人しか有効でなかったのかもしれず，続けて 10 人の患者に投薬したら 6 人以上有効の場合だってあるかもしれない．果たしてどうしたものかと考え，医師 K.M. は Y 先生に相談した．

Y 先生：　有効率 0.6 の薬剤を 10 人の患者に投薬したら 6 人の患者に効くと期待される，にもかかわらず 3 人しか効かなかった．でも，もしかしたら，それはたまたま（偶然）であったかもしれないとお考えになったのですね．

医師 K.M.：　そのとおりです．患者さんのデータにはバラつきというか，不確実性が常にありますから．

Y 先生：　有効率が 0.6 の薬剤を投薬したところ，有効であったのが 3 人以下である確率はどれくらいか，とお考えになってはどうでしょうか．この確率は，偶然に，つまりバラつきのために 3 人以下になる可能性を表していますから，この確率が小さければ「たまたま 3 人以下となったのではない」と判断できますよね．

医師 K.M.：　なるほど，バラつきを持つデータから判断するには，確率を計算してみることが重要なんですね．でも，その確率はどうやって計算すればよいのでしょう．

Y 先生： 患者さんは一人ひとり年齢，性，症状など異なりますが，それらを無視して考えることにしましょう．「効く」をコイン投げで表が出る，「効かない」を裏が出るとみなして「有効率が 0.6 の薬剤が，10 人の患者に投薬したとき 3 人以下にしか効かない確率」を「表が出る確率が 0.6 のコインを 10 回投げたとき 3 回以下しか表がでない確率」と考えて計算．

医師 K.M.： ちょっと待って．表が出る確率が 0.6 のコインなんてあるのですか．

Y 先生： 頭の中では，表が出る確率が p のコイン投げを考えることができます．p は 0.5 とは限りません．0 と 1 の間の定数なら，どんな値をとってもよいとしておきます．これを**数学モデル**といいます．数学モデルを用いると，表が出る確率 0.6 のコインを 10 回投げるとき，3 回以下しか表が出ない確率が計算できます．今の時代，この確率を計算するソフトが簡単に使えます．たとえば Excel で求めると，この確率は 0.055 となります．5% よりちょっと大きいですが，この確率の大きさから考えて，もし今後クリニックにやって来る患者さんの年齢，性，重症度などがこれまでに来た 10 人と同様と考えられるなら，薬剤を切り替える方が合理的でしょう．

医師 K.M.： コイン投げの確率は同じコインを 10 回投げたときの確率でしょう．でも，患者さんは歳や性や重症度が一人ひとり違うので，コインとみなすのには抵抗感があるな．

Y 先生： 判断のための一つの目安にしかすぎません．この問題にコイン投げモデルを当てはめて確率を計算するのは，とても荒っぽいです．薬剤が有効か，そうでないかを科学的に示すためには，一般に**ランダム化二重目隠し試験 (randomized double blind trial)** とよばれている試験などを行うことが必要です．このような試験は，患者さんをコインとみなしコイン投げモデルが適用できるように，特別に工夫された試験です．

上の対話のように，医薬データにはバラつきに支配された不確実性があり，

3.1 離散型確率変数

医療従事者は，不確実性の度合いを読み取り判断を下す場面に常に直面している．不確実性をもったデータから推論や判断を行うためには数学モデルを立てて確率を計算し，その確率を吟味することが必要である．本章では，数学モデルの基本である確率変数，確率分布，確率分布の期待値と分散などについて学習する．

3.1 離散型確率変数

定義 3.1 変数 X が離散的な値 $x_1, x_2, \ldots, x_K$ をそれぞれ $P_1, P_2, \ldots, P_K$ の確率でとるとき，X を**離散型確率変数** (**discrete random variable**) という．P_i を $P_i = P(X = x_i)$ とあらわす．このとき，X のとる値と確率をあわせて次のような表にあらわすことができる．これを**離散型確率分布** (**discrete probability distribution**) という．なお，X は $x_1, x_2, \ldots, x_K$ のどれかの値を必ずとるので

$$P_1 + P_2 + \cdots + P_K = 1$$

である．

表 3.1 離散型確率分布

X	x_1	x_2	$\cdots$	x_K	計
確率	P_1	P_2	$\cdots$	P_K	1

注 3.1 本書では，確率変数は大文字 X，そのとる値は小文字 x_i であらわす．x_i は，2 とか 67.5 などの実数値である．これに対して X は確率変数（数学モデル）である．

例 3.2 公平なサイコロを投げるとき出る目を確率変数 X とすると，X は

1, 2, 3, 4, 5, 6 の値をそれぞれ確率 $P_1 = P_2 = \cdots = P_5 = 1/6$ でとる．よって，$K = 6$ で $x_1 = 1, x_2 = 2, \ldots, x_6 = 6$ である．

例 3.3 公平なコインを 5 回投げるとき出る表の回数を確率変数 X とすると，X は 0, 1, 2, 3, 4, 5 の値をとる．よって，$K = 6$ で $x_1 = 0, x_2 = 1, \ldots, x_6 = 5$ である．また，以下に示すように P_i は次のように与えられる．

$$P(X = i) = \frac{5!}{i!(5-i)!}\left(\frac{1}{2}\right)^5$$

注 3.2 $5! = 1 \cdot 2 \cdot 3 \cdot 4 \cdot 5$ である．一般に

$$n! = 1 \cdot 2 \cdots n$$

である．特に，$0! = 1$ とする．! は，カイ乗とよぶ．異なる n 個のものから i 個とり出して一組としたものを，異なる n 個のなかから r 個とる**組合せ (combination)** という．その総数を記号 ${}_nC_i$ であらわす．${}_nC_i$ は，次式で与えられる．

$${}_nC_i = \frac{n!}{i!(n-i)!}, \qquad i = 0, 1, 2, \ldots n$$

例えば

$${}_5C_3 = \frac{5!}{3!(5-3)!} = \frac{4 \cdot 5}{2} = 10.$$

定義 3.2 表 3.1 で与えられた分布にしたがう離散型確率変数 X の**期待値 (expectation)** を

$$E(X) = \sum_{i=1}^{K} x_i P_i$$

で定義する．期待値は X がしたがう**確率分布の平均値 (mean of probability distribution)** とよばれることもある．

一般に X の関数 $g(X)$ の期待値を

$$E\Big(g(X)\Big) = \sum_{i=1}^{K} g(x_i) P_i$$

で定義する．例えば，$g(x) = x^2$ のとき，

$$E(X^2) = \sum_{i=1}^{K} x_i^2 P_i.$$

定義 3.3　表 3.1 で与えられた分布にしたがう離散型確率変数 X の**分散 (Variance)** を

$$V(X) = \sum_{i=1}^{K} \Big(x_i - E(X)\Big)^2 P_i$$

で定義する．分散は

$$V(X) = E\Big(X - E(X)\Big)^2$$

と表すこともできる．分散の正の平方根を確率変数 X の**標準偏差 (standard deviation)** という．

例 3.4　確率変数 X の確率分布が表 3.2 で与えられているとき X の期待値と分散は，次のように算出できる．

表 3.2

X	0	1	2	計
確率	6/11	9/22	1/22	1

$$E(X) = 0 \cdot \frac{6}{11} + 1 \cdot \frac{9}{22} + 2 \cdot \frac{1}{22} = \frac{1}{2},$$

$$V(X) = \left(0 - \frac{1}{2}\right)^2 \cdot \frac{6}{11} + \left(1 - \frac{1}{2}\right)^2 \cdot \frac{9}{22} + \left(2 - \frac{1}{2}\right)^2 \cdot \frac{1}{22}$$
$$= \frac{15}{44}.$$

あるいは, 次の定理 3.1(2) を利用すると

$$E(X^2) = 0^2 \cdot \frac{6}{11} + 1^2 \cdot \frac{9}{22} + 2^2 \cdot \frac{1}{22} = \frac{13}{22}$$

であるから

$$V(X) = E(X^2) - \Big(E(X)\Big)^2 = \frac{13}{22} - \left(\frac{1}{2}\right)^2 = \frac{15}{44}.$$

定理 3.1 次が成り立つ.
(1) $E(aX + b) = aE(X) + b$,
　　$V(aX + b) = a^2 V(X)$,　　　　　(a, b は定数)
　特に
　　$E(b) = b$,
　　$V(b) = 0$.
(2) $V(X) = E(X^2) - \Big(E(X)\Big)^2$.

証明. 期待値と分散の定義, および $\sum_{i=1}^{K} P_i = 1$ より

$$(1) \quad E(aX + b) = \sum_{i=1}^{K}(ax_i + b)P_i = a\sum_{i=1}^{K}x_i P_i + b\sum_{i=1}^{K}P_i$$
$$= aE(X) + b.$$

$$(2) \quad V(X) = \sum_{i=1}^{K}\Big(x_i - E(X)\Big)^2 P_i = \sum_{i=1}^{K}\Big(x_i^2 - 2x_i E(X) + E(X)^2\Big)P_i$$
$$= \sum_{i=1}^{K} x_i^2 P_i - 2E(X)\sum_{i=1}^{K} x_i P_i + \Big(E(X)\Big)^2 \sum_{i=1}^{K} P_i$$

$$= E(X^2) - 2E(X) \cdot E(X) + \Big(E(X)\Big)^2 = E(X^2) - \Big(E(X)\Big)^2.$$

(QED)

演習問題 3.1 確率変数 X の確率分布が表 3.3 で与えられているとき X の期待値と分散を求めよ.

表 3.3

X	1	2	3	4	計
確率	0.125	0.375	0.375	0.125	1

3.2 代表的な離散型分布

3.2.1 二項分布

表が出る確率が p であるコインというとき, $p=0.5$ と反応してしまう読者が多いようである. これを避けるため, 新しい用語を定義しよう.

> **定義 3.4** 次の (1),(2),(3) をみたす試行を**ベルヌイ試行 (Bernoulli trial)** という.
> (1) 結果は成功か, 失敗かのいずれか 2 通りに限られる,
> (2) 成功が起こる確率は毎回一定である. この一定の確率を p とする,
> (3) 毎回の試行は独立.

例 3.3 の確率を求めよう. 新しい用語を用いると, 例 3.3 は成功の確率が $p=0.5$ であるとき 5 回のベルヌイ試行の確率を求めよ, という問題となる. 5

40　第 3 章　データの数学モデル

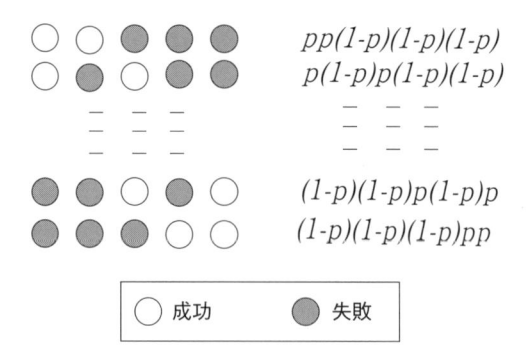

```
○ ○ ● ● ●     pp(1-p)(1-p)(1-p)
○ ● ○ ● ●     p(1-p)p(1-p)(1-p)
  - - -          - - -
  - - -          - - -
● ● ○ ● ○     (1-p)(1-p)p(1-p)p
● ● ● ○ ○     (1-p)(1-p)(1-p)pp
```

○ 成功　　● 失敗

図 3.1　5 回のベルヌイ試行で成功が 2 回起こるとき

回のベルヌイ試行で i 回成功する確率を求めよう．図 3.1 は，成功の回数が 2，つまり $i=2$ のときに起こりえる場合をすべてあげ，成功の確率を p として，確率を計算したものである．図 3.1 の第 1 行，成功，成功，失敗，失敗，失敗 が起こる確率は $p \cdot p \cdot (1-p) \cdot (1-p) \cdot (1-p) = p^2(1-p)^3$ である．第 2 行，成功，失敗，成功，失敗，失敗 が起こる確率は $p \cdot (1-p) \cdot p \cdot (1-p) \cdot (1-p) = p^2(1-p)^3$ である．つまり，図 3.1 の行の個数は，白黒 5 個の玉の中から白玉 2 個を取り出す組合せの数 $_5C_2 = 10$ あるが，そのどれもが同じ確率 $p^2(1-p)^3$ で起こる．よって，5 回のベルヌイ試行で 2 回成功する確率は，次で与えられる．

$$P(X=2) = {}_5C_2 p^2 (1-p)^3$$

同様に考えると，5 回のベルヌイ試行で i 回成功する確率は，次で与えられることが分かる．

$$P(X=i) = {}_5C_i p^i (1-p)^{5-i}$$

$p=0.5$ としたのが，例 3.3 の確率である．

　上のことを一般化すると，次の定義が得られる．

3.2 代表的な離散型分布

定義 3.5 確率変数 X を，ベルヌイ試行を n 回行ったときの成功の回数とする．X は，$0, 1, 2, \ldots, n$ の値をとる．成功の確率を p とすると $X = i$ である確率は，次で与えられる．

$$P(X = i) = {}_nC_i p^i (1-p)^{n-i}, \qquad i = 0, 1, \ldots, n$$

この分布を**二項分布** (binomial distribution) といい，記号 $B(n, p)$ であらわす．

例 3.5 有効率が 0.6 の薬剤を 10 人の患者に施薬したとき，この薬剤が効く患者数は，ベルヌイ試行の仮定がみたされれば，二項分布 $B(10, 0.6)$ にしたがう．この薬剤が 10 人中 2 人以下にしか効かない確率は

$$\begin{aligned}
P(X \leq 2) &= P(X=0) + P(X=1) + P(X=2) \\
&= {}_{10}C_0 0.6^0 (1-0.6)^{10-0} + {}_{10}C_1 0.6^1 (1-0.6)^{10-1} \\
&\qquad + {}_{10}C_2 0.6^2 (1-0.6)^{10-2} \\
&= 0.0001 + 0.0017 + 0.0106 = 0.0123.
\end{aligned}$$

図 3.2 に，$B(50, 0.1)$ と $B(50, 0.5)$ を図示した．成功の確率 p が小さいと二項分布はピークが左に偏った非対称な分布をしているが，p が 0.5 のときは左右対称な分布であることが分かる．

定理 3.2 X を二項分布 $B(n, p)$ にしたがう確率変数とする．次が成り立つ．
$E(X) = np$，
$V(X) = np(1-p)$．

証明． まず，高等学校で学んだ $(a+b)^m$ の二項展開が次で与えられることを復習しておく．

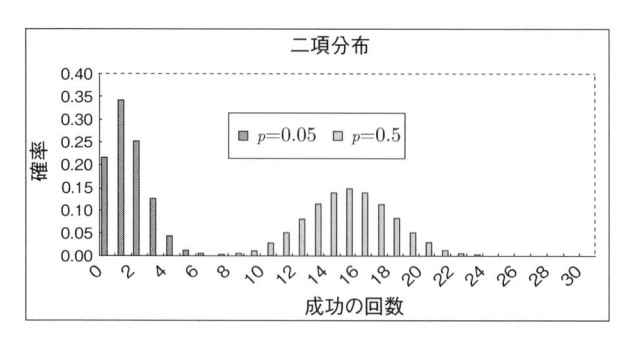

図 3.2 二項分布 $B(50,0.1)$（左図）と $B(50,0.5)$（右図）

$$(a+b)^m = \sum_{i=0}^{m} \frac{m!}{i!(m-i)!} a^i b^{m-i}$$

次に，この式を二項分布 $B(m,p)$ の確率に適用すると，任意の自然数 m に対して次が成り立つことに注意しておきたい．

$$\sum_{i=0}^{m} \frac{m!}{i!(m-i)!} p^i (1-p)^{m-i} = 1 \tag{3.1}$$

期待値の定義より

$$\begin{aligned}
E(X) &= \sum_{i=0}^{n} i \frac{n!}{i!(n-i)!} p^i (1-p)^{n-i} \\
&= \sum_{i=1}^{n} i \frac{n!}{i!(n-i)!} p^i (1-p)^{n-i} \\
&= \sum_{i=1}^{n} \frac{n!}{(i-1)!(n-i)!} p^i (1-p)^{n-i} \\
&= np \sum_{i=1}^{n} \frac{(n-1)!}{(i-1)!(n-i)!} p^{i-1} (1-p)^{n-i} \\
&= np \sum_{i=0}^{n-1} \frac{(n-1)!}{(i)!((n-1)-i)!} p^i (1-p)^{(n-1)-i} \\
&= np.
\end{aligned}$$

最後の等号は (3.1) 式で $m = n-1$ ととればよい. 次に, 定理3.1 (2) より

$$V(X) = E(X^2) - \bigl(E(X)\bigr)^2 = E\bigl(X(X-1)\bigr) + E(X) - \bigl(E(X)\bigr)^2$$

とあらわされ

$$\begin{aligned}
E\bigl(X(X-1)\bigr) &= \sum_{i=0}^{n} i(i-1) \frac{n!}{i!(n-i)!} p^i (1-p)^{n-i} \\
&= \sum_{i=2}^{n} i(i-1) \frac{n!}{i!(n-i)!} p^i (1-p)^{n-i} \\
&= \sum_{i=2}^{n} \frac{n!}{(i-2)!(n-i)!} p^i (1-p)^{n-i} \\
&= n(n-1)p^2 \sum_{i=2}^{n} \frac{(n-2)!}{(i-2)!(n-i)!} p^{i-2} (1-p)^{n-i} \\
&= n(n-1)p^2 \sum_{i=0}^{n-2} \frac{(n-2)!}{(i)!((n-2)-i)!} p^i (1-p)^{(n-2)-i} \\
&= n(n-1)p^2.
\end{aligned}$$

最後の等号は $m = n-2$ として (3.1) 式を適用した. よって

$$V(X) = n(n-1)p^2 + np - (np)^2 = np(1-p).$$

(QED)

3.2.2 ポアソン分布

確率変数 X が二項分布 $B(n,p)$ にしたがうとき X の期待値は $E(X) = np$ で与えられた. この期待値を

$$\lambda = np$$

とおき, λ の値を一定に固定して p を限りなく小さくする, つまりこのことは

n を限りなく大きくすることと同じことであるが，このとき，二項分布の確率は限りなく

$$P(X=i) = {}_nC_i p^i(1-p)^{n-i} \longrightarrow \frac{\lambda^i}{i!}e^{-\lambda}$$

に近づく．ここで $e = 2.718\cdots$ である．λ はギリシャ文字でラムダとよぶ．

定義 3.6 確率変数 X が $0, 1, 2, \ldots$ の値をとり，その確率が

$$P(X=i) = \frac{\lambda^i}{i!}e^{-\lambda}, \quad i = 0, 1, 2, \ldots \tag{3.2}$$

で与えられているとき，X は平均 λ の**ポアソン分布 (Poisson distribution)** にしたがうといい，この分布を記号 $\mathrm{Po}(\lambda)$ であらわす．λ は正の定数である．

注 3.3 一般に，次の関係式が成り立つ．

$$e^\lambda = \sum_{i=0}^\infty \frac{\lambda^i}{i!}$$

この式から，次を示すことができる．

$$\sum_{i=0}^\infty P(X=i) = \sum_{i=0}^\infty \frac{\lambda^i}{i!}e^{-\lambda} = 1 \tag{3.3}$$

定理 3.3 ポアソン分布 $\mathrm{Po}(\lambda)$ にしたがう確率変数 X の期待値と分散は，次で与えられる．
 $E(X) = \lambda$,
 $V(X) = \lambda$.
すなわち，ポアソン分布にしたがう確率変数の期待値と分散は同じ値をもつ．

証明． (3.3) 式を利用して，二項分布の場合と同様に示せばよい．

表 3.4 に, X が二項分布 $B(100, 0.02)$ とポアソン分布 $Po(2)$ にしたがう場合に $P(X=i)$, $i = 0, 1, \ldots, 6$, を与えた．両者の値が極めて近いことが分かる．一般にポアソン分布は，二項分布で p がきわめて小さい場合の確率の計算に用いられる．

表 **3.4** 二項分布 $B(100, 0.02)$ とポアソン分布 $Po(2)$

$P(X=i)$	0	1	2	3	4	5	6
$B(100, 0.02)$	0.1326	0.2707	0.2734	0.1823	0.0902	0.0353	0.0114
$Po(2)$	0.1353	0.2707	0.2707	0.1804	0.0902	0.0461	0.0102

注 3.4 表 3.4 は，Excel の関数キーをクリックし，統計関数の中におさめられた BINOMDIST（二項分布の場合），POISSON（ポアソン分布の場合）を立ち上げて算出した．

例 3.6 薬剤を開発する初期の段階で，対象化学物質が突然変異を誘発する物質（変異原性物質という）であるかどうかが調べられる．その一つに**エームズ (Ames) テスト**とよばれる方法がある．この方法はシャーレ上にばらまいた，およそ 10^8 個のバクテリア細胞（サルモネラ菌）に，特殊な方法で活性化した対象化学物質を加え一定期間培養する．ただし，細胞は突然変異を起こさない限り生き残れないように仕組まれている．細胞は分裂し増殖するから一定時間後には生き残った細胞を中心に細胞の集落（コロニー）ができる．このコロニーの個数を数えることによって対象化学物質が変異原物質であるかどうかを調べる．このテストでは，細胞に突然変異が起きる，起きないはベルヌイ試行とみなせる．また，普通コロニーは高々 3000 個程度であるが，この個数は 10^8 の細胞数からみればきわめて小さい．したがって，シャーレ上のコロニー数の確率モデルとしてポアソン分布が用いられる．その他，一定期間中の交通事故の発生数，大都市における 50 歳代男性の年間肺がん死亡数などの解析にポアソン分布が用いられている．

3.2.3 一様分布

確率変数 X が, K 個の異なる値 $x_1, x_2, \ldots, x_K$ の値を, 同じ確率でとるとき, X は離散型の**一様分布 (uniform distribution)** にしたがうという.

例 3.7 $0, 1, \ldots, 9$ の 10 個の数字を無作為 (ランダム) にならべた表を**乱数表 (table of random digits)** という. 乱数表は, $0, 1, \ldots, 9$ 上の一様分布にしたがう確率変数 X の実現値である.

例 3.8 ある疾患に対して開発された新しい治療法の効果が標準治療法の効果より良いかどうか調べたいとする. 同一の患者に, 新治療法と標準治療法を適用して効果を比べればよいが, 多くの場合, 異なる二つの方法で同一の患者を治療することはできない. 異なる患者を, 別々の治療法で治療して結果を比較せざるをえない. しかし, 患者は一人ひとり年齢, 重症度, 病歴等が異なる. 若くて軽度の患者に新治療法を適用し, そうでない患者に標準治療法を適用して, 新治療法の効果があったといっても, その効果が新治療法による効果とはだれも認めない. 若くて, 症状が軽い患者が良くなりやすいのは当たり前だからである. 比較は, 異なる治療が適用される被験者間の「比較の公平性」が担保されていて初めて妥当性をもつ. 「比較の公平性」を担保するにはどうすればよいであろうか.

いま, 40 人の患者を対象に治療法の比較をしたいとする. このとき, 「比較の公平性」を担保するためには, 40 人の患者から「くじ引き」で 20 人選び出し, 選び出した患者に新治療法, 選らばれなかった患者に標準治療を割り当てればよい. この「くじ引き」を, 専門用語で**無作為 (random)**, あるいは**ランダム (random)** という. また, このようなランダム割付に基づく比較を**ランダム化臨床試験 (randomized clinical trial)** という.

さて, 40 人の患者をランダムに 2 群に分ける方法について考えてみよう. く

3.2 代表的な離散型分布　47

じ引きをはじめ，いろんな方法が考えられるが，次は，コンピュータを利用する一例である．

- 40人の患者に1から40番までの番号をつける．
- 0,1,2,3上の一様分布から50個の乱数を発生させ，ExcelデータファイルのA列に記録し，10位の桁の数とする．
- 同様に，0, 1, . . . ,9 上の一様分布から50個の乱数を発生させ，ExcelデータファイルのB列目に記録し，1位の桁の数とする．
- 以上のようにして作成した40以下の50個の数の中から，重複を除外して20個の数を取り出し，取り出された数と同じ番号を持つ患者を1群，他を1群とすればよい．

例 Excelのツールの中に「分析ツール」があり（なければ，アドインで読み込む），その中に「乱数発生」プログラムがある．まず，ワークシートに0,1,2,3を1列に記入し，その横列にそれぞれをとる確率を記入ししておく．次に，「乱数発生」プログラムを開き，「離散分布」をえらび，指定にしたがってワークシートで作っておいた2列の数値を読み込むと，0,1,2,3上の一様分布にしたがう乱数が指定した個数だけ発生できる．表3.5は，このようにして発生させた0,1,2,3上の一様分布にしたがう乱数と 0,1,. . . ,9 上の一様分布にしたがう乱数を組み合わせて作成した50個の40以下の乱数である．この中から，重複を除外して選んだ20個の数字（*をつけている）と同じ番号をもつ患者を選び出せば，40人の患者をランダムに20人から成る2群に分けることができる．

3.2.4 超幾何分布

袋の中に赤玉 M 個，白玉 $N-M$ 個の合計 N 個の玉が入っている．この袋の中からランダムに玉を n 個取り出とき，n 個の中に含まれる赤玉の個数を X とすると $X=i$ となる確率は，次で与えられる．

表 3.5 40 人の患者をランダムに 2 群に分ける

番号	1	2	3	4	5	6	7	8	9	10	11	12	13	14	15	16
乱数	30	01	08	28	18	38	18	20	36	19	15	27	00	35	16	02
	*	*	*	*	*		*	*	*	*	*		*	*		*
番号	17	18	19	20	21	22	23	24	25	26	27	28	29	30	31	32
乱数	26	19	24	38	15	39	32	19	16	00	05	28	02	25	26	00
	*		*		*	*	*				*			*		
番号	33	34	35	36	37	38	39	40	41	42	43	44	45	46	47	48
乱数	09	28	02	29	29	21	01	29	16	36	21	15	21	15	35	17
番号	49	50														
乱数	09	36														

$$P(X=i) = \frac{{}_MC_i \, {}_{N-M}C_{n-i}}{{}_NC_n}$$

ただし $0 \leq i \leq \min(n, M)$. である. この分布を **超幾何分布 (hyper geometric distribution)** という.

例 3.9 ある殺虫剤を入れた容器に 12 匹の A 種と 18 匹の B 種の害虫をいれ, A,B 両種の害虫が合計 16 匹死んだときの A 種の死亡個体数を確率変数 X とする. $X = 3$ である確率を求めよ.

解 求めるのは, A 種の害虫が 3 匹死亡している確率である. よって問題は「A 種 12 匹, B 種 18 匹, 合計 30 匹の害虫が入った袋の中からランダムに 16 匹取出したとき, この 16 匹の中に A 種の害虫が 3 匹含まれている確率を求めよ」と考えることができる. つまり, 確率変数 X は超幾何分布をしていると考えることができる. よって, 求める確率は

$$P(X=3) = \frac{{}_{12}C_3 \, {}_{18}C_{13}}{{}_{30}C_{16}} = \frac{280 \cdot 8568}{145422675} = 0.012.$$

注 3.5 上の例のデータは, 表 3.6 のようにあらわすことができる.

表 3.6 殺虫剤に対する感受性

	生存	死亡	計
A 種	9	3	12
B 種	5	13	18
計	14	16	30

表 3.6 において,A 種の 12 匹の死亡数 X は二項分布 $B(12, p_1)$ にしたがうと考えることができる.同様に,B 種の死亡数を確率変数 Y とすると,Y は二項分布 $B(18, p_2)$ に従うと考えられる.このとき,例 3.9 の問題は「$X+Y=16$ が与えられたときの $X=3$ の条件付分布を求めよ」という問題となる.上の解は,$X+Y$ が与えられたときの X の条件付分布が超幾何分布で与えられることを示している.

見方を変えて,このことを更に考えてみよう.

- 上の 2×2 表で $X+Y$ を与えるということは,四つの周辺和すべてを与えることを意味する.つまり,表の計の値 14, 16, 12, 18 を与えるということである.
- 4 つの周辺和すべてが与えられると,2×2 表の四つのセルの中のどれか一つのセルの数値を定めるとすべてのセルの数値が定まることになる(このことを自由度が 1 という).
- よって,X の分布のことを,この分割表が得られる確率分布とみなすことができる.
- 以上より,2×2 表の周辺和がすべて与えられたという条件の下では分割表は超幾何分布にしたがう.後述のフィッシャーの直接確率計算法は,周辺和がすべて与えられたという条件をつけ超幾何分布によって確率の算出を行う方法である.

演習問題 3.2

1. 治療法 T は,患者の 20% に中毒反応を引きおこす.治療法 T を受けた

患者の中から 5 人の患者をランダムに選ぶとき，選ばれた患者の中に中毒反応を起こした患者の数を確率変数 X とする．X の確率分布（X が $0,1,2,3,4,5$ の値をとる確率）を求めよ．

2. R.T. さんは，食事療法を受けている軽度な糖尿病患者で，クリニックの記録によると毎朝の尿糖検査のうち 25% がプラス，75% がマイナスであった．定期健診を受けるためクリニックに通院した R.T. さんは医師に，この 5 日間連続して尿糖がプラスであったと告げた．体調が変化しないとしたときに，5 日間連続して尿糖がプラスになる確率を求めよ．R.T. さんの糖尿病は悪化したと考えるべきであるか．

3. ラット 50 匹を同一の環境で，化学物質 A を微量食餌に混ぜて与え，104 週飼育して剖検したところ，5 匹のラットの肝臓に腫瘍が検出された．この施設における通常の飼育では，肝臓に腫瘍が発現するのは 80 匹当たりに 1 匹であるといわれている．化学物質 A が発ガンを引き起こさない物質であると仮定したとき，5 匹以上のラットの肝臓に腫瘍が検出される確率を求めよ．

4. 定理 3.3 を証明せよ．

5. K.Y. 氏は何週間にもわたって週当たり平均 2 回の狭心症の発作を起こしてきたが，この週は 5 回の発作があった．これは，彼の症状の悪化を示唆しているか．

6. 都市 A の 1 ヶ月当たりの平均自殺数は 5 人である．都市 A で月当たり 10 人以上の自殺がある確率を求めよ．

3.3 2次元の離散型確率変数

3.3.1 2次元離散型確率変数

X が $x_1, x_2, \ldots, x_k$, Y が $y_1, y_2, \ldots, y_r$ の値をとる離散型確率変数であるとき, X と Y の組 (X, Y) は値 (x_i, y_j), $i = 1, 2, \ldots, k; j = 1, 2, \ldots, r$, をとる離散型確率変数である. いま,

$$P_{ij} = P(X = x_i, Y = y_j)$$

とおくと, (X, Y) の分布は表 3.7 のように表される. ただし

$$P_{i+} = \sum_{j=1}^{r} P_{ij}, \qquad P_{+j} = \sum_{i=1}^{k} P_{ij} \tag{3.4}$$

である.

表 **3.7** 確率変数 (X, Y) の確率分布

$X \setminus Y$	y_1	y_2	...	y_r	計
x_1	P_{11}	P_{12}	...	P_{1r}	P_{1+}
x_2	P_{21}	P_{22}	...	P_{2r}	P_{2+}
...	...	...	...	...	...
x_k	P_{k1}	P_{k2}	...	P_{kr}	P_{k+}
計	P_{+1}	P_{+2}	...	P_{+r}	1

この分布を確率変数 (X, Y) の確率分布, あるいは X と Y の**同時分布** (joint distribution) という. また, (X, Y) を **2 次元離散型確率変数** (two-dimensional discrete random variable) という.

(3.4) 式より

$$P_{i+} = \sum_{j=1}^{r} P(X = x_i, Y = y_j) = P(X = i)$$

が成り立つ. このことから $P_{1+}, P_{2+}, \ldots, P_{k+}$ を X の**周辺分布** (marginal distribution) という. 同様に, $P_{+1}, P_{+2}, \ldots, P_{+r}$ を Y の周辺分布という.

特に, すべての i と j に対して

$$P_{ij} = P_{i+}P_{+j}$$

が成り立つとき, 確率変数 X と Y は互いに独立 (mutually independent) という. この関係式は

$$P(X = x_i, Y = y_j) = P(X = x_i)P(Y = y_j)$$

とあらわされるから, 確率変数 X と Y の独立性は 2.1 節で学んだ事象の独立性と同じことである.

例 3.10 X を x_1 と x_2 の値をとる確率変数, Y を y_1 と y_2 の値をとる確率変数として, その同時分布を表 3.8 で与える.

表 3.8 X と Y の同時分布

$X \setminus Y$	y_1	y_2	計
x_1	P_{11}	P_{12}	P_{1+}
x_2	P_{21}	P_{22}	P_{2+}
計	P_{+1}	P_{+2}	1

このとき, 次の (i), (ii), (iii), (iv) は同値である. つまり (i) が成り立てば (ii) が成り立ち, (ii) が成り立てば (iii) が成り立ち, (iii) が成り立てば (vi) が成り立ち, (iv) が成り立てば (i) が成り立つ.

(i) $P_{11} = P_{1+}P_{+1}$,
(ii) $P_{12} = P_{1+}P_{+2}$,
(iii) $P_{21} = P_{2+}P_{+1}$,
(iv) $P_{22} = P_{2+}P_{+2}$.

したがって, (i), (ii), (iii), (iv) の中のどれか一つが成り立てば X と Y は互いに独立である.

3.3.2 2次元確率変数の期待値

定義 3.7 2次元確率変数 (X, Y) が，表 3.7 の同時分布 $P_{ij} = P(X = x_i, Y = y_j)$ にしたがって分布しているとき，(x, y) の関数 $g(x, y)$ の期待値を，次で定義する．

$$E[g(X, Y)] = \sum_{i=1}^{k} \sum_{j=1}^{r} g(x_i, y_j) P_{ij}.$$

例 3.11

$$E(XY) = \sum_{i=1}^{k} \sum_{j=1}^{r} x_i y_j P_{ij}.$$

定理 3.3 次が成り立つ．
(1) $E(aX + bY) = aE(X) + bE(Y)$ （a, b は定数）．
(2) X と Y が互いに独立のとき，$E(XY) = E(X)E(Y)$．

証明． (1) $g(x, y) = ax + by$ とおくと

$$\begin{aligned}
E(aX + bY) &= \sum_{i=1}^{k} \sum_{j=1}^{r} (ax_i + by_j) P_{ij} \\
&= a \sum_{i=1}^{k} \sum_{j=1}^{r} x_i P_{ij} + b \sum_{i=1}^{k} \sum_{j=1}^{r} y_j P_{ij} \\
&= a \sum_{i=1}^{k} x_i P_{i+} + b \sum_{j=1}^{r} y_j P_{+j} \\
&= aE(X) + bE(Y).
\end{aligned}$$

(2) X と Y が互いに独立のとき，$P_{ij} = P_{i+} P_{+j}$. よって，

$$E(XY) = \sum_{i=1}^{k} \sum_{j=1}^{r} x_i y_j P_{i+} P_{+j}$$

$$= \sum_{i=1}^{k} x_i P_{i+} \sum_{j=1}^{r} y_j P_{+j} = E(X)E(Y)$$

(QED)

定義 3.8 $E\left(\left(X - E(X)\right)\left(Y - E(Y)\right)\right)$ を X と Y の**共分散** (covariance) といい, 記号 $\mathrm{Cov}(X,Y)$ であらわす, すなわち

$$\mathrm{Cov}(X,Y) = E\left(\left(X - E(X)\right)\left(Y - E(Y)\right)\right).$$

また,

$$\rho(X,Y) = \frac{\mathrm{Cov}(X,Y)}{\sqrt{V(X)V(Y)}}$$

を X と Y の**相関係数** (correlation coefficient) という. ρ は ロー とよむギリシャ文字である.

定理 3.4 次が成り立つ.
(1) $\mathrm{Cov}(X,Y) = E(XY) - E(X)E(Y)$,
(2) $\mathrm{Cov}(aX + b, cY + d) = ac\mathrm{Cov}(X,Y)$,
(3) $\rho(aX + b, cY + d) = \rho(X,Y)$, $(a,b,c,d$ は定数$)$.
(4) $-1 \leq \rho(X,Y) \leq 1$,
(5) X と Y が互いに独立のとき $\mathrm{Cov}(X,Y) = 0$.
(6) X と Y が互いに独立のとき $\rho(X,Y) = 0$.

注 3.5 X と Y が互いに独立のとき $\rho(X,Y) = 0$ であるが, $\rho(X,Y) = 0$ であっても, 一般に X と Y が互いに独立とは限らない.

証明. (1) $\sum_{i=1}^{k} P_{i+} = 1$, $\sum_{j=1}^{r} P_{+j} = 1$, $\sum_{i=1}^{k} \sum_{j=1}^{r} P_{ij} = 1$ に注意して展開すると

$$\mathrm{Cov}(X,Y) = \sum_{i=1}^{k} \sum_{j=1}^{r} \left(x_i - E(X)\right)\left(y_j - E(Y)\right) P_{ij}$$

$$= \sum_{i=1}^{k}\sum_{j=1}^{r}\Bigl(x_iy_j - x_iE(Y) - y_jE(X) + E(X)E(Y)\Bigr)P_{ij}$$

$$= \sum_{i=1}^{k}\sum_{j=1}^{r} x_iy_jP_{ij} - E(X)E(Y)$$

$$= E(XY) - E(X)E(Y)$$

(2)

$$\mathrm{Cov}(aX+b, cY+d) = E\biggl(\bigl(aX+b - E(aX+b)\bigr)\bigl(cY+d - E(cY+d)\bigr)\biggr)$$

$$= acE\biggl(\bigl(X - E(X)\bigr)\bigl(Y - E(Y)\bigr)\biggr)$$

$$= ac\mathrm{Cov}(X,Y)$$

(3) $V(aX+b) = a^2V(X)$, $V(cY+d) = c^2V(Y)$, および (ii) を定義式に代入すればよい. (4) 証明略. (v) X と Y が独立のとき, 前定理より $E(XY) = E(X)E(Y)$. 従って (i) より $\mathrm{Cov}(X,Y) = 0$. (vi) は (v) より明らか.

(QED)

定理 3.5 次が成り立つ.

$$V(X+Y) = V(X) + V(Y) + 2\mathrm{Cov}(X,Y)$$

特に, X と Y が独立なら

$$V(X+Y) = V(X) + V(Y)$$

証明.

$$V(X+Y) = E(X+Y)^2 - \bigl(E(X+Y)\bigr)^2$$

$$= E(X^2 + Y^2 + 2XY) - \Big(E(X) + E(Y)\Big)^2$$
$$= \Big(E(X^2) - \big(E(X)\big)^2\Big) + \Big(E(Y^2) - \big(E(Y)\big)^2\Big)$$
$$\qquad + 2\Big(E(XY) - E(X)E(Y)\Big)$$
$$= V(X) + V(Y) + 2\mathrm{Cov}(X, Y).$$

特に X と Y が互いに独立なら定理 3.4(5) より $\mathrm{Cov}(X,Y)=0$ となり定理をえる.

(QED)

3.3.3 条件付分布

定義 3.9 条件付確率の場合と同様に,$Y = y_j$ が与えられたときの X の条件付分布を

$$P(X = x_i \mid Y = y_j) = \frac{P_{ij}}{P_{+j}}, \; i = 1, 2, \ldots, k$$

で定義する.同様に

$$P(Y = y_j \mid X = x_i) = \frac{P_{ij}}{P_{i+}}, \; j = 1, 2, \ldots, r$$

を,$X = x_i$ が与えられたときの Y の**条件付分布**という.

例 3.11 X と Y の同時分布が表 3.9 で与えられるとき,次に答えよ.
  (i) X と Y の周辺分布を求めよ.
  (ii) $Y = 3$ が与えられたときの X の条件付分布を求めよ.
  (iii) $X = 4$ が与えられたときの Y の条件付分布を求めよ.

解. (i) 表より X は $1, 4, 6$ の値をとる.その確率は $P(X = 1) = (1/18) + (1/9) + (1/9) = 5/18$, 同様に $P(X = 4) = 27/54$, $P(X = 6) = 2/9$. また,

表 3.9　X と Y の同時分布

X \ Y	1	3	5
1	1/18	1/9	1/9
4	1/27	1/27	23/54
6	1/18	1/9	1/18

Y は $1, 3, 5$ の値をとり，その確率は $P(Y=1) = (1/18)+(1/27)+(1/18) = 4/27$. 同様に $P(Y=3) = 7/27, P(Y=5) = 16/27$. (ii) $Y=3$ が与えられたとき $X=1, X=4, X=6$ の条件付確率をそれぞれ求めればよいから

$$P(X=1 \mid Y=3) = \frac{P(X=1, Y=3)}{P(Y=3)} = \frac{1/9}{7/27} = \frac{3}{7}.$$

同様にして，$P(X=4 \mid Y=3) = 1/7, P(X=6 \mid Y=3) = 3/7$. (iii) $X=4$ が与えられたとき $Y=1, Y=3, Y=5$ の条件付確率をそれぞれ求めればよいから

$$P(Y=1 \mid X=4) = \frac{P(X=4, Y=1)}{P(X=4)} = \frac{1/27}{27/54} = \frac{2}{27}.$$

同様にして，$P(Y=3 \mid X=4) = 2/27, P(Y=5 \mid X=4) = 23/27$.

3.3.4　条件付期待値

定義 3.10　X と Y の同時分布が表 3.7 で与えられているとする．このとき，$Y=y_j$ が与えられたときの X の条件付期待値 (conditional mean given $Y=y_j$) を

$$E(X \mid Y=y_j) = \sum_{i=1}^{k} x_i P(X=x_i \mid Y=y_j)$$

で定義する．一般に，$Y=y_j$ が与えられたとき，X の関数 $g(X)$ の条件付期待値を，次のように定義する．

$$E\bigl(g(X) \mid Y=y_j\bigr) = \sum_{i=1}^{k} g(x_i) P(X=x_i \mid Y=y_j)$$

また, $Y = y_j$ が与えられたとき, X の条件付分散 (conditional variance given $Y = y_j$) を, 次で定義する.

$$V(X \mid Y = y_j) = E(X^2 \mid Y = y_j) - \Big(E(X \mid Y = y_j)\Big)^2.$$

例 3.13 表 3.9 から $Y = 5$ を与えたときの X の条件付期待値と条件付分散を求めよ.

解. まず, $Y = 5$ を与えたときの X の条件付分布を求めよう. X は 1,4,6 の値をとるので $Y = 5$ という条件の下でこれらの値をとる条件付確率を求めればよい. 表より

$$P(X = 1 \mid Y = 5) = \frac{1/9}{(1/9) + (23/54) + (1/18)} = \frac{3}{16}.$$

同様にして $P(X = 4 \mid Y = 5) = 23/32, P(X = 6 \mid Y = 5) = 3/32$. よって, 求める条件付期待値は

$$E(X \mid Y = 5) = 1\frac{3}{16} + 4\frac{23}{32} + 6\frac{3}{32} = \frac{29}{8}.$$

また, 条件付分散は

$$E(X^2 \mid Y = 5) = 1^2\frac{3}{16} + 4^2\frac{23}{32} + 6^2\frac{3}{32} = \frac{241}{16}$$

であるから $V(X \mid Y = 5) = (241/16) - (29/8)^2 = 123/64$ である.

さて, $g(y) = E(X \mid Y = y)$ とおくと, 関数 $g(y)$ は値 $g(y_1), g(y_2), \ldots, g(y_r)$ を確率 $P_{+1}, P_{+2}, \ldots, P_{+r}$ でとるから, その期待値は

$$\begin{aligned} E\Big(g(Y)\Big) &= \sum_{j=1}^{r} g(y_j) P_{+j} \\ &= \sum_{j=1}^{r} E(X \mid Y = y_j) P_{+j} \end{aligned}$$

$$= \sum_{j=1}^{r}\sum_{i=1}^{k} x_i P(X=x_i \mid Y=y_j) P_{+j}$$

$$= \sum_{i=1}^{k}\sum_{j=1}^{r} x_i P(X=x_i, Y=y_j)$$

$$= \sum_{i=1}^{k} x_i P(X=x_i) = E(X).$$

以上をまとめ, $E\big(g(Y)\big) = E\big(E(X \mid Y)\big)$ とおくと次の定理を得る.

定理 3.6 次が成り立つ.

$$E\big(E(X \mid Y)\big) = E(X).$$

例 3.14 ある種の生物は, 1 匹のメス当たり平均 10 匹のメスの仔を産むという. 1 匹のメス (第 1 世代) から産まれたメスの仔の集合を第 2 世代, 第 2 世代から産まれたメスの仔の集合を第 3 世代という. 産まれる仔の個体数がポアソン分布にしたがうとき, 第 3 世代のメスの総数の期待値を求めよ.

解. 第 1 世代から産まれたメスの仔の数を Y とする. 仮定から Y はポアソン分布 Po(10) にしたがう確率変数である. X_i を第 2 世代の i 番目の個体から産まれる仔の数とする. 仮定より, Y を与えたとき, X_i の条件付分布もポアソン分布 Po(10) にしたがう. 第 2 世代の Y 匹のメスがそれぞれ, X_1, $X_2, \ldots, X_Y$ 匹のメスを産むので, 第 3 世代のメスの個体総数は

$$T = X_1 + X_2 + \cdots + X_Y$$

であらわされる. X_i と Y が確率変数であることに注意しよう. T の期待値を求めるには定理 3.6 より, まず Y が与えられたと条件付けして, T の条件付期待値を求めればよい. Y を与えたとき, X_i は Po(10) にしたがうから $E(X_i|Y) = 10$, かつ Y は条件付けられていて定数とみなすことが出来る

から

$$E(T|Y) = E(X_1 + X_2 + \cdots + X_Y|Y) = E(X_1|Y) + E(X_2|Y) + \cdots + E(X_Y|Y)$$
$$= 10Y$$

よって, 定理 3.6 より

$$E(T) = E\Big(E(X \mid Y)\Big) = E(10Y) = 10E(Y) = 10^2 = 100.$$

演習問題 3.3

1. X と Y が, 次の同時分布をもつとき, X と Y は互いに独立であるか.

$$P(X=x, Y=y) = \begin{cases} \frac{xy}{18} & (x=1,2,3;\, y=1,2 \text{ のとき}) \\ 0 & (\text{その他のとき}) \end{cases}$$

2. X と Y の同時分布が表 3.9 で与えられるとき, $\mathrm{Cov}(X,Y)$ を求めよ.

3. X と Y の同時分布が表 3.9 で与えられるとき, $X=4$ が与えられたときの Y の条件付分布を求めよ.

4. 確率変数 X と Y の同時分布が表 3.10 で与えられている.
    (i) X と Y は独立でないことを示せ.
    (ii) $\mathrm{Cov}(X,Y)$ を求めよ.

表 **3.10** 確率変数 X と Y の同時分布

X/Y	1	2
1	0.1	0.2
2	0.4	0.3

5. 確率変数 X と Y の同時分布が表 3.11 で与えられている.

(i) $E(X)$ と $E(Y)$ を求めよ
(ii) $V(X+Y)$ を求めよ.
(iii) $X=1/2$ を与えたときの Y の条件付分布を求めよ.
(iv) $X=1/2$ を与えたときの Y の条件付分布の平均値を, $X=1/2$ を与えたときの Y の条件付期待値という. $X=1/2$ を与えたときの Y の条件付期待値を求めよ.

表 **3.11** 確率変数 X と Y の同時分布

X \ Y	0	1	2	3	計
$\frac{1}{4}$	0.10	0.05	0.05	0.05	0.25
$\frac{1}{2}$	0.025	0.025	0.10	0.10	0.25
1	0.025	0.025	0.15	0.30	0.50
計	0.15	0.10	0.30	0.45	1

3.4 連続型確率変数

3.4.1 二項分布の正規近似

確率変数 X が二項分布 $B(n,p)$ にしたがって分布するとき，X の期待値と分散が次のように与えられることを学んだ（定理 3.2）．

$$E(X) = np, \qquad V(X) = np(1-p).$$

図 3.2 に見られるように，二項分布 $B(50, 0.5)$ は左右対称の滑らかな釣鐘型の形状をしている．これに対して $B(50, 0.1)$ の形状は，ひずんでいる．図 3.3 は，$B(200, 0.1)$ の図である．n を 200 に増やすと $p = 0.1$ のときも，二項分布の形状は，左右対称の滑らかな釣鐘型の形状となる．

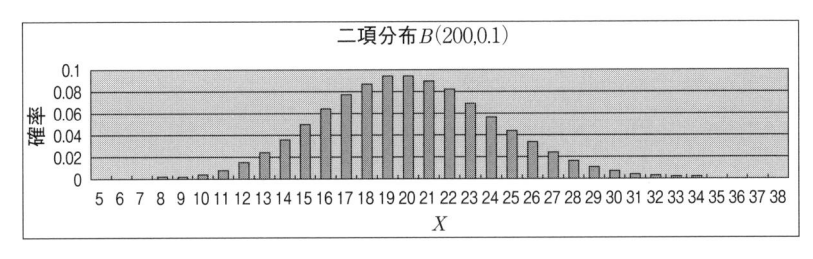

図 3.3　二項分布 $B(200, 0.1)$

一般に，二項分布 $B(n,p)$ は n が大きいと左右対称の滑らかな釣鐘型の曲線で近似でき，この曲線は関数

$$f(x) = \frac{1}{\sqrt{2\pi\sigma^2}} \exp\left\{-\frac{(x-\mu)^2}{2\sigma^2}\right\} \tag{3.5}$$

で表されることが知られている．ただし，μ と σ^2 は二項分布の期待値と分散，すなわち $\mu = np$，$\sigma^2 = np(1-p)$ である．μ と σ は，それぞれミューとシグマとよむギリシャ文字である．

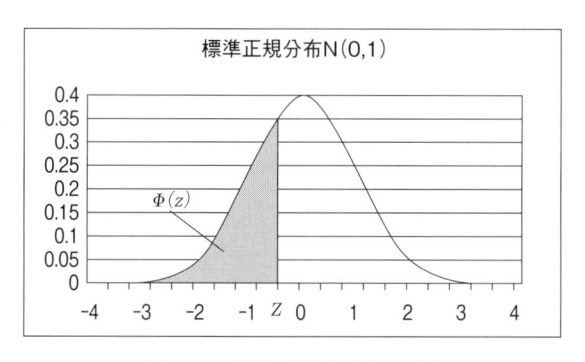

図 3.4 標準正規分布と $\Phi(z)$

定義 3.11 (3.5)式の $f(x)$ のことを平均 μ, 分散 σ^2 の正規分布の確率密度関数 (probability density function of normal distribution) といい, 記号 $N(\mu, \sigma^2)$ で表す. 特に, $N(0,1)$ を**標準正規分布 (standard normal distribution) の密度関数**という. すなわち, 標準正規分布の密度関数は

$$f(x) = \frac{1}{\sqrt{2\pi}} \exp\left\{-\frac{x^2}{2}\right\}$$

である. 図 3.4 に, 標準正規分布の密度関数を図示した. 図より $N(0,1)$ は, $x=0$ に関して左右対称な釣鐘型の形状をしている. 図 3.4 の塗られた部分の面積は, 積分

$$\Phi(z) = \int_{-\infty}^{z} \frac{1}{\sqrt{2\pi}} \exp\left\{-\frac{x^2}{2}\right\} dx$$

であらわされる. Φ はギリシャ語大文字のファイである. $\Phi(z)$ を**標準正規分布の分布関数 (distribution function of the standard normal distribution)** という.

確率変数の標準化 定理 3.14(1) で述べられる事実を先取りすると, 確率変数 X が正規分布 $N(\mu, \sigma^2)$ にしたがうとき, X を次のように変換してえられた Z は標準正規分布 $N(0,1)$ にしたがう.

$$Z = \frac{X - \mu}{\sigma}$$

この変換のことを，確率変数 X の標準化 (standardization) という．

以上をまとめると次のようになる．

- 確率変数 X が二項分布 $B(n,p)$ にしたがうとき，n が大きいと X の分布は正規分布 $N(np, np(1-p))$ で近似できる（二項分布の正規近似）．
- 確率変数 X が正規分布に従うとき，X を標準化して得られた Z は標準正規分布 $N(0,1)$ にしたがう．

次が成りたつ．

> **定理 3.7** X が二項分布 $B(n,p)$ に従う確率変数で n が大きいとき，事象 $X \leq a$ の確率は，近似的に次で計算できる．
> $$P(X \leq a) \simeq \Phi\left(\frac{a - np}{\sqrt{np(1-p)}}\right),$$
> ただし，$\Phi(z)$ は正規分布 $N(0,1)$ の分布関数である．

証明 二項分布の正規近似より，
$$\begin{aligned}P(X \leq a) &= P\left(\frac{X - np}{\sqrt{np(1-p)}} \leq \frac{a - np}{\sqrt{np(1-p)}}\right) \\ &= P\left(Z \leq \frac{a - np}{\sqrt{np(1-p)}}\right) \simeq \Phi\left(\frac{a - np}{\sqrt{np(1-p)}}\right).\end{aligned}$$

(QED)

注 3.6 z を与えたとき $\Phi(z)$ の値は Excel で算出できる，すなわち Excel の関数キーを押し，NORMSDIST を開き，z の値をインプットすると $\Phi(z)$ がアウトプットされる．

例 3.15 次の問題を考えよう．

問題：患者の白血球数 (WBC) が 7200 で，白血球百分率は多形核球が 60 %，リンパ球が 38 %，好酸球が 2 %であった．彼の喘息はよい管理状態にあり，プレトニゾンを 1 日あたり 15mg 服用している．数日後患者が戻ってきて，以前より喘息がひどいという．その白血球数は 7200 のままであるが，好酸球の割合が 10 %に上がっていた．これは，バラつきによるもので，2 %から本当は変化していないのか，あるいは症状が悪化したので変化したのかについて考察せよ．

解．X を好酸球数とする．好酸球の割合が以前と同じ 2% とするとき，この割合が偶然に 10% かまたはそれ以上に上がる確率を評価すればよい．この確率が小さければ偶然に 10% 以上になる確率は小さい，病状が悪化したため上がった，と評価することができるからである．白血球は好酸球か好酸球でない．従って，この患者の白血球中の好酸球数は二項分布 $B(7200, 0.02)$ とみなすことができる．よって，求める確率は，次のようにあらわされる．

$$P\left(\frac{X}{7200} \geq 0.1\right) = 1 - P(X < 720)$$
$$= 1 - \sum_{i=0}^{719} \frac{7200!}{i!(7200-i)!}(0.02)^i(1-0.02)^{7200-i}.$$

しかしながら，例えば Excel で右辺を二項分布の累積確率を求める関数ソフトで計算しようとしても最後の式は計算できない．7200 が大きすぎるからである．二項分布の正規近似を利用して求める必要がある．いま，X の期待値と分散は $np = 144, np(1-p) = 141.12$ であるから，上式より

$$P\left(\frac{X}{7200} \geq 0.1\right) = 1 - P(X < 720)$$
$$= 1 - \Phi\left(\frac{720 - 144}{\sqrt{141.12}}\right)$$
$$= 1 - \Phi(48.4) = 0.000.$$

この確率はきわめて小さい．つまり，従来どおりとすると 10% の増加は偶然では説明できない．患者の症状が悪化したと考えるべきであろう．なお，あと

で詳述するがこの確率のことを p 値という．

演習問題 3.4 Excel の関数プログラムリストを開き，統計関数にアクセスして BINOMDIST を開き，成功数に 0 から 200 までの数値，試行回数=200，成功率=0.1，関数形式=false を代入して，二項分布 $B(200, 0.1)$ の確率を求めよ．次に，Excel のウインドウのツールメニューから分析ツールを開きヒストグラムを立ち上げヒストグラムを作成し，さらに作画プログラムを用いて図 3.3 と同じグラフを描き，二項分布の正規近似を確かめよ．

3.4.2 連続型確率変数

表 **3.12** Y 先生の血圧

1	2	3	4	5	6	7	8	9	10
150	132	144	139	118	135	123	133	152	136

収縮期血圧について考えてみよう．

- 例えば，収縮期血圧 130mmHg とは何を意味するだろうか．血圧は，もっと正確な測定器で測れば 130.3mmHg，さらに正確な機器で測定すると 130.36mmHg，...のように小数点以下何桁も限りなく測定できる．つまり，血圧はこれまで見てきたようなトビトビの値をとる離散的な変量ではない．
- そもそも，一定の数値で表される血圧などあるのであろうか．毎朝 9 時に血圧を測定しても，同じ測定値は得られない．測定の状況，誤差など測定に関した要因もあるが，血圧そのものが生物学的に変動しているのである．表 3.12 は，10 日間，14:00 に測定した Y 先生の収縮期血圧値である．118mmHg から 152mmHg までの範囲にバラついている．

血圧のような変量は，これまで述べてきた離散的な値をとる変量とは異なっ

ている. このような変量を **連続変量 (continuous variable)**, または **連続量** という. 連続量は, 血圧だけでなく体重, 身長, コレステロール値など私どもの身の回りにあふれている.

血圧について, さらに考えてみよう. 上で見たように血圧はいかに高い精度の機器で測定しても定まらない. しかしながら, 血圧という実態はある. これを捕らえるには, 数学モデルに頼るほかない. 図 3.5 は, Y 先生の 14:00 時の血圧を 100 回測定してヒストグラムに描き, その上に正規分布 $N(136, 10.8^2)$ の曲線を重ねて描いたものである. 図は, Y 先生の血圧の分布が正規分布 $N(136, 10.8^2)$ でよく近似できること, すなわち Y 先生の血圧は正規分布の平均値 136mmHg を中心にしてバラついていることが分かる. つまり上では, 血圧は精度が高い機器で測定しても定まらないといったが, 正規分布を当てはめて捕らえると, Y 先生の血圧は 136mmHg であるといえる. さらに, この正規分布を当てはめることによって, Y 先生が高血圧症(150mmHg 以上)である可能性なども, 確率計算で算出できる.

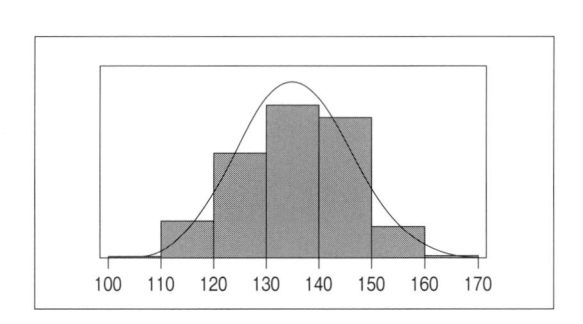

図 **3.5** Y 先生の血圧ヒストグラムと正規分布 $N(136, 10.8^2)$

連続変量の確率について考えよう. 上で考察したように, 収縮期血圧 130mmHg はそれ自体に意味はなく区間 (129.5, 130.49) に入る数値を四捨五入した値にすぎないことが分かる. つまり, 離散変量は, サイコロの 1 の目, 5

の目とかの整数値そのものに意味があったが，連続変量は値そのものには意味はなく区間が意味をもつ．

定義 3.12 連続変量 X に対して，X が区間 $(a, b]$ に入る確率 $P(a < X \leq b)$ が，図 3.6 のように，関数 $f(x)$ によって

$$P(a < X \leq b) = \int_a^b f(x)dx$$

のように定義されるとき，X を**連続型確率変数** (continuous type random variable) といい，$f(x)$ を**確率密度関数** (probability density function)，あるいは**密度関数**という．

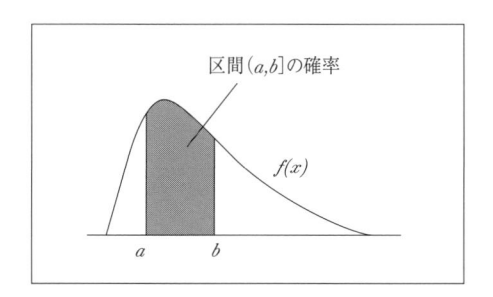

図 3.6 連続型確率変数 X の確率 $P(a < X \leq b)$

確率は正の値しかとらないこと，および全事象の確率が 1 であることより $f(x)$ は次の条件を満たさなければならない．

(1) $f(x) \geq 0$,
(2) $\int_{-\infty}^{\infty} f(x)dx = 1$.

定義 3.13
$$F(x) = P(X \leq x) = \int_{-\infty}^{x} f(t)dt$$
を X の**分布関数 (distribution function)** という.

定理 3.8 次が成り立つ.
  (1) $F(-\infty) = 0, F(\infty) = 1,$
  (2) $F(x)$ は x の単調非減少関数である,
  (3) $P(a < X \leq b) = F(b) - F(a),$
  (4) $dF(x)/dx = f(x).$

証明. (1),(2) は定義より明らか. (3)
$$P(a < X \leq b) = \int_a^b f(x)dx = \int_{-\infty}^b f(x)dx - \int_{-\infty}^a f(x)dx = F(b) - F(a)$$
(4) は微分積分の定理より明らかである.

注 3.7 上の定理は $f(x)$ が与えられれば $F(x)$ が得られ, この逆も成立することを示している. このことから, 両者を区別せずに X の**連続型分布 (continuous type distribution)** とよぶことが多い.

例 3.16 連続型確率変数 X が確率密度関数
$$f(x) = \begin{cases} ax(1-x) & (0 \leq x \leq 1) \\ 0 & (その他) \end{cases}$$
をもつとする. (i) 定数 a の値を定めよ. (ii) 確率密度関数 $f(x)$ を描け. (iii) 分布関数 $F(x)$ を描け.

解 (i) $\int_{-\infty}^{\infty} f(x)dx = 1$ より
$$1 = \int_{-\infty}^{\infty} f(x)dx = \int_0^1 ax(1-x)dx$$

図 3.7 $f(x)$ と $F(x)$

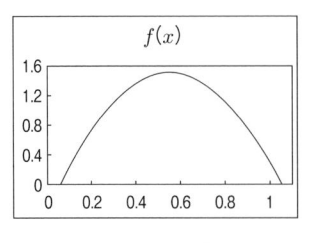

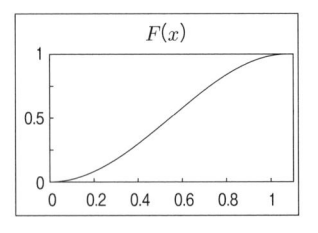

$$= \frac{a}{6}.$$

よって, $a=6$. (ii),(iii) は, 図 3.7 に与えた.

3.4.3 代表的な連続型分布

3.4.3.1 正規分布

正規分布については, すでに述べたが, 重要な分布であるから改めて定義しておく. 確率変数 X がある区間に入る確率が次の $f(x)$ で与えられるとき, X は正規分布 $N(\mu, \sigma^2)$ に従う確率変数であるという.

$$f(x) = \frac{1}{\sqrt{2\pi\sigma^2}} exp\left\{-\frac{(x-\mu)^2}{2\sigma^2}\right\}$$

演習問題 3.5 Excel の関数キーを押し, NORMDIST を開け. これは, 正規分布 $N(\mu, \sigma^2)$ を計算するソフトで, 平均に μ, 標準偏差に σ をインプットして関数形式に FALSE をインプットし, さらに値 x を与えると密度関数 $f(x)$ の値が返される. このことを使って, 次の問いに答えよ.

(i) 正規分布 $N(5,1)$ と $N(3,1)$ のグラフを Excel で描き, σ^2 が同一で μ だけが変わるとき正規分布はどのように変化するのか考察せよ.

(ii) 正規分布 $N(0, 1)$ と $N(0,0.2)$ のグラフを Excel で描き, μ が同一で σ^2 だ

けが変わるとき正規分布の形状はどのように変わるのか考察せよ．

上の演習および図 3.4 から明らかなように，正規分布 $N(\mu, \sigma^2)$ は次の性質をもつ．

- $x = \mu$ に関して対称．
- $x = \mu$ で最大値をとる．
- $x \longrightarrow \pm\infty$ のとき，$f(x) \longrightarrow 0$．
- 曲線下の面積は 1．
- μ の値が変わると，分布は形状を変えずに x 軸上を平行移動する．
- σ^2 の値が大きくなれば，分布の左右の幅が広がり，高さが低くなる．

例 3.17 キミは日本人 17 歳男性である．日本人 17 歳男性の身長の分布は正規分布 $N(172, 4^2)$ で近似できるという．キミの身長より背が高い日本人 17 歳男性はどれほどいるだろうか．その割合を求めよ．

解． キミの身長が 180cm であるとする．日本人 17 歳男性の中からランダムに抽出した一人の男性の身長を X とする．X は正規分布 $N(172, 4^2)$ に従って分布しているから，求める確率は

$$P(X \geq 180) = 1 - 0.977 = 0.023$$

すなわち，キミより背が高い同年代の男性は 2.3%である．

3.4.3.2　一様分布

確率変数 X の確率密度関数 $f(x)$ が次で与えられるとき，X は区間 (a, b) 上の**一様分布 (uniform distribution)** に従うという．この分布を記号 $U(a, b)$ であらわす．

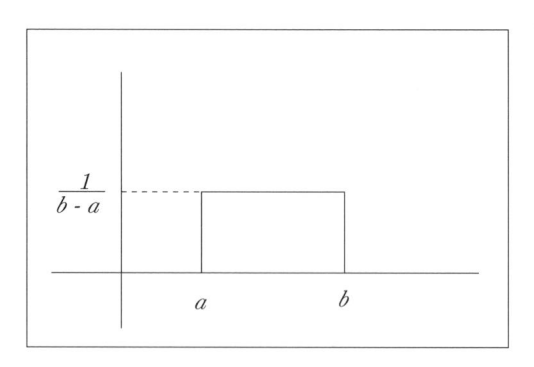

図 **3.8** 区間 (a, b) 上の一様分布

$$f(x) = \begin{cases} \frac{1}{b-a} & a < x < b \\ 0 & その他のとき \end{cases}$$

3.4.3.3 生存分布

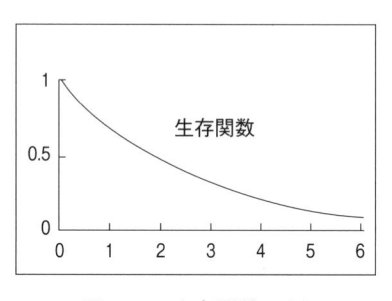

図 **3.9** 生存関数 $S(t)$

医療効果の評価では, 治療開始から完全治癒までの時間や, がんなどのように治療開始から死亡までの時間, すなわち生存時間を取り扱う場合が多い. これらの時間も偶然性に支配される確率変数である. 生存時間を T で表す. T は正の値しかとらない確率変数である. T の分布関数と密度関数を

分布関数： $F(t) = P(T \leq t)$
密度関数： $f(t) = dF(t)/dt$ 　　（$F(t)$ の微分）

で表す.

3.4.3.4　生存関数とハザード関数

生存時間の解析では分布関数, 密度関数より, 次で定義される**生存関数 (survival function)** や, **ハザード関数 (hazard function)** の方が重要である.

$$\text{生存関数:} \quad S(t) = 1 - F(t),$$
$$\text{ハザード関数:} \quad h(t) = \lim_{\Delta \to 0} \frac{1}{\Delta} P(T \leq t + \Delta | T > t).$$

ハザード関数は, 時間区間 $(t, t+\Delta)$ に新たに発生する死亡の, Δ を限りなく 0 に近づけたときの変化率, すなわち死亡に対する瞬間的な危険の強さを表し, **瞬間死亡率**, あるいは**瞬間危険率**ともよばれる. 生存関数とハザード関数の間には, 次の定理に見られる関係がある.

定理 3.9　次が成り立つ.
(1) $h(t) = f(t)/(1 - F(t))$
(2) $h(t) = -d \log S(t)/dt$
(3) $S(t) = \exp\{-\int_0^t h(x)dx\}$

注 3.8　$\exp\{A(x)\}$ は指数関数 $e^{A(x)}$ のことである.

証明. (1) 条件付確率の定義から

$$P(T \leq t + \Delta | T > t) = \frac{P(t < T \leq t + \Delta)}{P(T > t)}.$$

また

$$\lim_{\Delta \to 0} \frac{1}{\Delta} P(t < T \leq t + \Delta) = \lim_{\Delta \to 0} \frac{F(t+\Delta) - F(t)}{\Delta}$$
$$= f(t)$$

よって

$$h(t) = \lim_{\Delta \to 0} \frac{1}{\Delta} P(T \leq t + \Delta | T > t) = \frac{f(t)}{1 - F(t)}$$

(2) (1) より

$$h(t) = -\frac{dS(t)/dt}{S(t)} = -\frac{d \log S(t)}{dt}$$

(3) (2) より

$$\log S(t) = -\int_0^t h(x)dx + C$$

分布関数の性質から $F(0) = 0$, よって $S(0) = 1 - F(0) = 1$. よって $C = 0$. したがって

$$S(t) = \exp\Bigl\{-\int_0^t h(x)dx\Bigr\}.$$

(QED)

定理は, 生存関数が分かればハザード関数が分かる. 逆に, ハザード関数が分かれば生存関数も分かることを示している.

3.4.3.5 生存分布の例

1. 指数分布 ハザード関数が定数, すなわち任意の $t > 0$ に対して $h(t) = \theta$ のとき定理 3.9(3) より $S(t) = e^{-\theta t}$ を得る. したがって T の分布関数 $F(t)$, および密度関数 $f(t)$ は, 次で与えられる.

$$F(t) = 1 - e^{-\theta t} \qquad (t > 0),$$

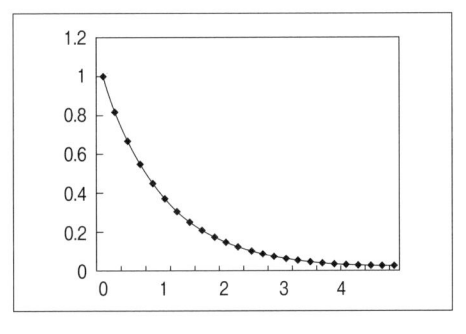

図 3.10 指数分布

$$f(t) = \begin{cases} \theta e^{-\theta t} & 0 < t < \infty \\ 0 & その他 \end{cases}$$

ただし θ は正の値である．この分布を**指数分布 (exponential distribution)** といい，記号 $E(\theta)$ であらわす．一般的に θ は未知の定数である．図 3.10 に，指数分布の密度関数を示した．

演習問題 3.6 確率変数 X が指数分布 $E(\theta)$ にしたがうとき，任意の $r > 0$, $s > 0$ に対して次が成り立つことを示せ．

$$P(X > r + s \mid X > s) = P(X > r). \tag{3.6}$$

注 3.9 X を医師免許取得後にある種の医療ミスを起こすまでの時間とすると，(3.6) 式は，r 時間以上ミスを起こさない確率は，それ以前の s 時間までミスを起こさなかったということとは関係しないことを示している．これを記憶喪失性という．指数分布は**記憶喪失性 (lack of memory)** という特徴をもっている．

2. ワイブル分布 上の注は，もしヒトの命が指数分布にしたがうなら，あ

と何年生きるかは, これまで何年生きてきたかに無関係であることを示唆するが, これは明らかに正しくない, つまりヒトの命は指数分布にはしたがわない. 柔軟な分布が必要である.

ハザード関数が
$$h(t) = \theta t^{p-1}$$
で与えられるとき, 定理 3.9(3) より
$$S(t) = \exp(-\frac{\theta}{p}t^p)$$
を得る. よって, T の分布関数 $F(t)$, および密度関数は以下のように与えられる.

$$F(t) = 1 - \exp(-\frac{\theta}{p}t^p) \qquad (t > 0)$$

$$f(t) = \frac{dF(t)}{dt} = \begin{cases} \theta t^{p-1} \exp\left(-\frac{\theta}{p}t^p\right) & 0 < t < \infty \\ 0 & その他 \end{cases}$$

ただし $\theta > 0$, $p > 0$ は未知の定数である. これを**ワイブル分布 (Weibull distribution)** という. 特に $p = 1$ のときは指分布と一致する.

図 3.11 に, ワイブル分布のハザード関数を示した. 図から $0 < p < 1$ のとき, ハザード関数は単調減少関数, $p > 1$ のときは単調増加関数である. $p = 1$ のときは, ハザード関数は時間に依存せず一定, すなわち指数分布の場合である. 例えば, 時間を年齢とみなすと, 死亡に対する瞬間危険（ハザード）が年齢に依存せず一定であることなど期待できない. 年齢が高くなるとハザードが大きくなると考えるのが自然である. ワイブル分布は, $p > 1$ のとき, この要求をみたす. p は未知パラメータとしておき, データから推定すればよい. ワイブル分布は, このように指数分布に比べて柔軟な, 適用範囲が広い生存時間分布である.

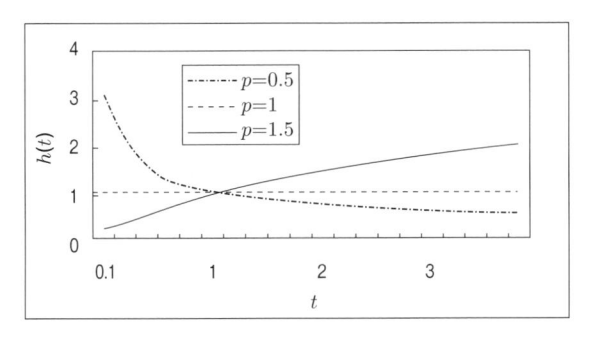

図 **3.11** ワイブル分布のハザード関数

3. 対数正規分布　生存時間 T の対数変換 $X = \log_e T$ が正規分布 $N(\mu, \sigma^2)$ で良く近似できる場合がある．このとき，データの解析に関して従来の正規分布に基づく方法が適用できて便利である．$X = \log_e T$ が正規分布 $N(\mu, \sigma^2)$ にしたがうとき，生存時間 T の分布を**対数正規分布 (log-normal distribution)** という．変換された X について得られた結果を，生存時間 T を使って解釈するために，次の近似式が用いられる．

$$T \sim \exp(\mu) + \exp(\mu)(X - \mu).$$

例えば，T の期待値と分散は，この近似式より次のように与えられる．

$$E(T) \sim \exp(\mu),$$
$$V(T) \sim \exp(2\mu)\sigma^2.$$

3.4.4 連続型確率変数の期待値と分散

定義 3.14 連続変量 X の期待値と分散を次のように定義する.

$$期待値：E(X) = \int_{-\infty}^{\infty} xf(x)dx,$$
$$分散：V(X) = \int_{-\infty}^{\infty} (x - E(X))^2 f(x)dx.$$

連続変量 X の期待値と分散について，離散型確率変数の場合と同じ関係式が成立する，すなわち

$$E(aX + b) = aE(X) + b, \tag{3.7}$$
$$V(aX + b) = a^2 V(X), \tag{3.8}$$
$$V(X) = E(X^2) - \bigl(E(X)\bigr)^2. \tag{3.9}$$

例 3.18 次が成り立つことを示せ.

(i) 確率変数 X が正規分布 $N(\mu, \sigma^2)$ にしたがうとき

$$E(X) = \mu, \quad V(X) = \sigma^2.$$

(ii) 確率変数 X が一様分布 $U(a,b)$ にしたがうとき

$$E(X) = \frac{a+b}{2} \quad V(X) = \frac{(b-a)^2}{12}.$$

(iii) 確率変数 X が指数分布 $E(\theta)$ にしたがうとき

$$E(X) = \frac{1}{\theta} \quad V(X) = \frac{1}{\theta^2}.$$

解. (i) 変数変換 $y = (x-\mu)/\sigma$ を行うと

$$E(X) = \int_{-\infty}^{\infty} x \frac{1}{\sqrt{2\pi\sigma^2}} \exp\left\{-\frac{(x-\mu)^2}{2\sigma^2}\right\} dx$$
$$= \int_{-\infty}^{\infty} (\sigma y + \mu) \frac{1}{\sqrt{2\pi}} \exp\left\{-\frac{y^2}{2}\right\} dy$$
$$= \sigma \int_{-\infty}^{\infty} y \frac{1}{\sqrt{2\pi}} \exp\left\{-\frac{y^2}{2}\right\} dy + \mu \int_{-\infty}^{\infty} \frac{1}{\sqrt{2\pi}} \exp\left\{-\frac{y^2}{2}\right\} dy$$
$$= 0 + \mu = \mu.$$

最後から 2 番目の等号の右辺第 1 項の積分は奇関数の積分だから 0, 第 2 項の積分は密度関数の積分だから 1 となり最後の等式が得られる．同様に変数変換して

$$E(X^2) = \int_{-\infty}^{\infty} x^2 \frac{1}{\sqrt{2\pi\sigma^2}} \exp\left\{-\frac{(x-\mu)^2}{2\sigma^2}\right\} dx$$
$$= \int_{-\infty}^{\infty} (\sigma y + \mu)^2 \frac{1}{\sqrt{2\pi}} \exp\left\{-\frac{y^2}{2}\right\} dy$$
$$= \sigma^2 \int_{-\infty}^{\infty} y^2 \frac{1}{\sqrt{2\pi}} \exp\left\{-\frac{y^2}{2}\right\} dy + \mu^2 \int_{-\infty}^{\infty} y \frac{1}{\sqrt{2\pi}} \exp\left\{-\frac{y^2}{2}\right\} dy$$

ここで，右辺第 1 項を部分積分すると

$$\int_{-\infty}^{\infty} y^2 \frac{1}{\sqrt{2\pi}} \exp\left\{-\frac{y^2}{2}\right\} dy = -\left[y \frac{1}{\sqrt{2\pi}} \exp\left\{-\frac{y^2}{2}\right\}\right]_{-\infty}^{\infty}$$
$$+ \int_{-\infty}^{\infty} \frac{1}{\sqrt{2\pi}} \exp\left\{-\frac{y^2}{2}\right\} dy = 1$$

よって, $E(X^2) = \sigma^2 + \mu^2$. よって $V(X) = E(X^2) - (E(X))^2 = \sigma^2$.

(ii)
$$E(X) = \int_a^b x \frac{1}{b-a} dx = \frac{b^2 - a^2}{2(b-a)} = \frac{a+b}{2}.$$

また
$$E(X^2) = \int_a^b x^2 \frac{1}{b-a} dx = \frac{b^3 - a^3}{3(b-a)}$$
$$= \frac{1}{3}(a^2 + ab + b^2).$$

よって
$$V(X) = E(X^2) - \Big(E(X)\Big)^2 = \frac{1}{12}(b-a)^2.$$

(iii) $y = \theta x$ と変数変換し，さらに部分積分を適用すると

$$\begin{aligned} E(X) &= \int_0^\infty x\theta e^{-\theta x} dx = \frac{1}{\theta} \int_0^\infty y e^{-y} dy \\ &= \frac{1}{\theta}\Big(\big[-ye^{-y}\big]_0^\infty + \int_0^\infty e^{-y} dy\Big) \\ &= \frac{1}{\theta} \end{aligned}$$

同様にして
$$E(X^2) = \frac{2}{\theta^2}.$$

よって
$$V(X) = E(X^2) - \Big(E(X)\Big)^2 = \frac{1}{\theta}.$$

(QED)

演習問題 3.7

1. 例 3.17 の問題において，日本人 17 歳男性の中からランダムに抽出した一人の男性の身長が 160cm から 170cm の間に入る確率を求めよ．

2. 連続型確率変数 X が確率密度関数

$$f(x) = \begin{cases} ax^2 + bx + c & (-1 \le x \le 2) \\ 0 & (その他) \end{cases}$$

をもつとする．$f(-1) = 0, E(X) = 5/4$ のとき a, b, c の値を求めよ．

3. 連続型確率変数 X が確率密度関数

$$f(x) = \begin{cases} ax(2-x) & (0 \le x \le 2) \\ 0 & (その他) \end{cases}$$

をもつとする．このとき X の期待値と分散を求めよ．

3.5 2次元連続型確率変数

3.5.1 同時密度関数と周辺密度関数

X と Y が連続型確率であるとき，X と Y の組 (X, Y) もまた連続型確率変数である．$a < X \leq b, c < Y \leq d$ の確率は，2次元関数 $f(x, y)$ を用いて次のように定義される．

$$P(a < X \leq b, c < Y \leq d) = \int_c^d \int_a^b f(x, y) dx dy$$

ただし，確率は正，かつ全事象の確率は1であることから $f(x, y)$ は次式をみたさなければならない．

$$f(x, y) \geq 0, \quad \int_{-\infty}^{\infty} \int_{-\infty}^{\infty} f(x, y) dx dy = 1.$$

$f(x, y)$ を確率変数 X と Y の**同時密度関数 (joint probability density function)**，あるいは **2次元確率変数** (X, Y) の確率密度関数という．

いま

$$P(a < X \leq b) = P(a < X \leq b, -\infty < Y \leq \infty) = \int_a^b \int_{-\infty}^{\infty} f(x, y) dy dx$$

であるから

$$f_X(x) = \int_{-\infty}^{\infty} f(x, y) dy$$

とおくと

$$P(a < X \leq b) = \int_a^b f_X(x) dx$$

と表される．したがって $f_X(x)$ は X の確率密度関数であることが分か

る．$f_X(x)$ を確率変数 X の**周辺密度関数** (marginal probability density function) という．同様に

$$f_Y(y) = \int_{-\infty}^{\infty} f(x,y)dx$$

を確率変数 Y の周辺密度関数という．

定義 3.15 任意の x, y に対して次の等式が成り立つとき，確率変数 X と Y は**互いに独立** (mutually independent) という．

$$f(x,y) = f_X(x)f_Y(y)$$

定義 3.16 n 個の確率変数 $X_1, X_2, \ldots, X_n$ からどの2個を取り出しても，取り出した2個が互いに独立のとき，$X_1, X_2, \ldots, X_n$ は互いに独立であるという．

定理 3.10 n 個の確率変数 $X_1, X_2, \ldots, X_n$ の同時確率密度関数を $f(x_1, x_2, \ldots, x_n)$ とおく．また，X_i の周辺密度関数を $f_{X_i}(x_i)$ とおく．このとき，n 個の確率変数 $X_1, X_2, \ldots, X_n$ が互いに独立であるための必要十分条件は，次で与えられる．

$$f(x_1, x_2, \ldots, x_n) = f_{X_1}(x_1)f_{X_2}(x_2)\cdots f_{X_n}(x_n)$$

証明． 難しくはないが，煩雑なので省略する．

3.5.2 条件付期待値

連続型確率変数についても，離散型確率変数の場合と同様に，条件付確率密度関数や条件付期待値が定義される．

定義 3.17 $Y = y$ が与えられたときの X の条件付確率密度関数 (conditional probability density function given $Y = y$) を

$$f_{X|Y}(x) = \frac{f(x,y)}{f_Y(y)}$$

で定義する．同様に $X = x$ が与えられたときの Y の条件付確率密度関数は

$$f_{Y|X}(y) = \frac{f(x,y)}{f_X(x)}$$

で定義される．

$Y = y$ が与えられたときの X の条件付期待値 (conditional expectation given $Y = y$) を，条件付確率密度関数 $f_{X|Y}(x)$ の平均，すなわち

$$E(X|Y = y) = \int_{-\infty}^{\infty} x f_{X|Y}(x) dx$$

で定義する．また，$Y = y$ が与えられたときの X の条件付分散 (conditional variance given $Y = y$) を

$$V(X|Y = y) = E(X^2|Y = y) - \Big(E(X|Y = y)\Big)^2$$

で定義する．

条件付期待値についても，期待値と同じような性質が成り立つ．例えば，次が成り立つ．

> (1) $E(aX + b|Y = y) = aE(X|Y = y) + b,$
> $V(aX + b|Y = y) = a^2 V(X|Y = y),$ (a, b は定数)
> (2) $G(y) = E(X|Y = y)$ とおくと $E\Big(G(Y)\Big) = E(X).$

例 3.19（2 次元正規分布）　X と Y の同時確率密度関数 $f(x,y)$ が次式で与えられるとき, (X,Y) は 2 次元正規分布にしたがうといい, $f(x,y)$ を **2 次元正規分布 (bivariate normal distribution)** の確率密度関数（図 3.12）という．

$$f(x,y) = \frac{1}{2\pi\sigma_X\sigma_Y}\sqrt{1-\rho^2}\exp\left(-\frac{1}{2(1-\rho^2)}\right.$$
$$\left.\times\left(\frac{(x-\mu_X)^2}{\sigma_X^2} - 2\rho\frac{(x-\mu_X)(y-\mu_Y)}{\sigma_X\sigma_Y} + \frac{(y-\mu_Y)^2}{\sigma_Y^2}\right)\right).$$

次のことが知られている．

- $\rho=0$ のとき X と Y は互いに独立である．また, この逆も成り立つ．
- X の周辺分布は正規分布 $N(\mu_X, \sigma_X^2)$ である．また Y の周辺分布も正規分布 $N(\mu_Y, \sigma_Y^2)$ である．
- $X = x$ を与えたときの Y の条件付分布は正規分布である．
- $X = x$ を与えたときの Y の条件付期待値, および条件付分散は, 次で与えられる．

$$E(Y|X=x) = \mu_Y + \rho\frac{\sigma_Y}{\sigma_X}(x-\mu_X),$$
$$V(Y|X=x) = (1-\rho^2)\sigma_Y^2.$$

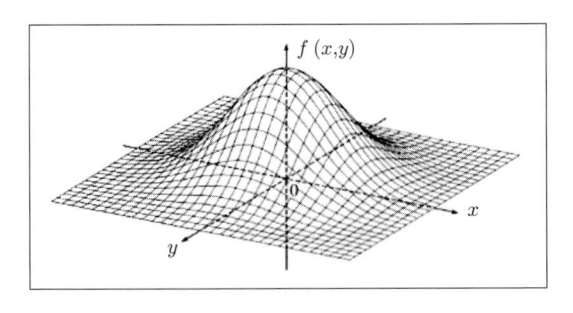

図 3.12　2 次元正規分布

演習問題 3.8

1. 2次元確率変数 (X,Y) が密度関数

$$f(x,y) = \begin{cases} xe^{-x-y} & (x \geq 0, y \geq 0 \text{ のとき}) \\ 0 & (\text{その他のとき}) \end{cases}$$

をもつ分布にしたがうとき，
- (i) $f(x,y)$ が2次元確率密度関数であることを示せ．
- (ii) X と Y の周辺分布を求めよ．
- (iii) X と Y は独立であるか．
- (iv) X の期待値と分散を求め，X を標準化せよ．

2. 確率変数 (X,Y) の密度関数が

$$f(x,y) = \begin{cases} 2 & (0 < x < y, 0 < y < 1 \text{ のとき}) \\ 0 & (\text{その他のとき}) \end{cases}$$

で与えられるとき，
- (i) $f(x,y)$ が2次元確率密度関数であることを示せ．
- (ii) X と Y の周辺分布を求めよ．
- (iii) X と Y は独立であるか．
- (iv) X の期待値と分散を求め，X を標準化せよ．

3.6 確率変数の和の期待値と分散

連続型確率変数 X, Y に対しても，離散型の場合に示した定理3.3や定理3.5などが成り立つ．特に，定理3.5を一般化した，次の定理が成り立つ．証明は省略する．

> **定理 3.11** 次が成り立つ.
> (1) $E(X_1 + X_2 + \cdots + X_n) = E(X_1) + E(X_2) + \cdots + E(X_n)$.
> (2) $X_1, X_2, \ldots, X_n$ が互いに独立なとき
>
> $$V(X_1 + X_2 + \cdots + X_n) = V(X_1) + V(X_2) + \cdots + V(X_n).$$

定義 3.18 n 個の確率変数 $X_1, X_2, \ldots, X_n$ に対して

$$\bar{X} = \frac{1}{n} \sum_{i=1}^n X_i$$

とおく. $\bar{X}$ を **標本平均 (sample mean)** という.

> **定理 3.12** n 個の確率変数 $X_1, X_2, \ldots, X_n$ が互いに独立でかつ同一の分布に従うとする. $\mu = E(X_i)$, $\sigma^2 = V(X_i)$, $i = 1, 2, \ldots, n$, とおく. 次が成り立つ.
> (1) $E(\bar{X}) = \mu$,
> (2) $V(\bar{X}) = \frac{1}{n}\sigma^2$.

証明. (3.9) 式から

$$E(\bar{X}) = \frac{1}{n}E(X_1 + X_2 + \cdots + X_n),$$
$$V(\bar{X}) = \frac{1}{n^2}V(X_1 + X_2 + \cdots + X_n).$$

ところが, 仮定より $E(X_i) = \mu$, $V(X_i) = \sigma^2$, $i = 1, 2, \ldots, n$, であるから前定理を適用すると, 定理で与えられた関係式を得る.

(QED)

3.7 正規分布に関わる確率変数

正規分布は, 統計学で特に重要である. 本節では, 正規分布にしたがう確率

変数の性質と,関連分布について述べる.

> **定理 3.14**
> (1)　X が正規分布 $N(\mu_X, \sigma_X^2)$ にしたがうとき,$aX+b$ は正規分布 $N(a\mu_X + b, a^2\sigma_X^2)$ にしたがう.
> (2)　X と Y が,それぞれ正規分布 $N(\mu_X, \sigma_X^2)$, $N(\mu_Y, \sigma_Y^2)$ にしたがい,かつ X と Y が互いに独立であるとき,$X+Y$ は正規分布 $N(\mu_X + \mu_Y, \sigma_X^2 + \sigma_Y^2)$ にしたがう.

注 3.10 確率変数 X がある分布にしたがって分布するとき,X はこの分布にしたがうという.

定理の証明. (1) $Y = aX + b$ の分布関数を $G(y)$ とおくと,$a>0$ のとき

$$G(y) = P(aX+b < y) = P(X < \frac{y-b}{a}).$$

X は正規分布 $N(\mu_X, \sigma_X^2)$ にしたがうことから

$$G(y) = \int_{-\infty}^{(y-b)/a} \frac{1}{\sqrt{2\pi\sigma_X^2}} \exp\{-\frac{(t-\mu_X)^2}{2\sigma_X^2}\} dt$$

分布関数と密度関数の関係より,Y の密度関数は

$$\begin{aligned} g(y) &= \frac{dF(y)}{dy} = \frac{1}{\sqrt{2\pi\sigma_X^2}} \exp\{-\frac{((y-b)/a - \mu_X)^2}{2\sigma_X^2}\}\frac{1}{a} \\ &= \frac{1}{\sqrt{2\pi a^2 \sigma_X^2}} \exp\{-\frac{(y - b - a\mu_X)^2}{2a^2\sigma_X^2}\} \end{aligned}$$

最後の式は $N(a\mu_X + b, a^2\sigma_X^2)$ の密度関数にほかならない.$a<0$ のときも同様に示せる.(2) 計算式が煩雑なので省略する.

(QED)

> **定理 3.15**
> (1) $X_1, X_2, \ldots, X_n$ が互いに独立で，かつ X_i が正規分布 $N(\mu_i, \sigma_i^2)$ にしたがうとき，$X_1 + X_2 + \cdots + X_n$ は正規分布 $N(\mu, \sigma^2)$ にしたがう，ただし $\mu = \sum_{i=1}^n \mu_i$, $\sigma^2 = \sum_{i=1}^n \sigma_i^2$.
> (2) 特に，$X_1, X_2, \ldots, X_n$ が互いに独立で，かつ同一の正規分布 $N(\mu, \sigma^2)$ にしたがうとき，標本平均 $\bar{X}$ は正規分布 $N(\mu, \sigma^2/n)$ にしたがう．
> (3) $X_1, X_2, \ldots, X_n$ が互いに独立で，かつ同一の正規分布 $N(\mu, \sigma^2)$ にしたがうとき，標本平均 $\bar{X}$ を標準化した
> $$Z = \frac{\sqrt{n}(\bar{X} - \mu)}{\sigma}$$
> は標準正規分布 $N(0,1)$ にしたがう．

証明． (1) 前定理の (2) を帰納的に適用すればよい． (2) (1) より $Y = \sum_{i=1}^n X_i$ は正規分布 $N(n\mu, n\sigma^2)$ にしたがう．したがって，前定理 (i) より $\bar{X} = Y/n$ は正規分布 $N(\mu, \sigma^2/n)$ にしたがう．

(QED)

定義 3.19 （カイ二乗分布） K 個の確率変数 $X_1, X_2, \ldots, X_K$ が互いに独立で，かつそれぞれが標準正規分布 $N(0,1)$ にしたがうとき，確率変数 $Y = X_1^2 + X_2^2 + \cdots + X_K^2$ がしたがう分布のことを**自由度 K のカイ二乗分布 (chi-squared distribution with K degree of freedom)** といい，記号 χ_K^2 であらわす．

例 3.20 自由度 1 のカイ二乗分布の確率密度関数を求めよ．

解 Z を正規分布 $N(0,1)$ にしたがう確率変数とするとき，定義より Z^2 の確率密度関数を求めればよい．Z^2 の分布関数は
$$P(Z^2 \leq x) = P(-\sqrt{x} \leq Z \leq \sqrt{x}).$$
Z の分布 $N(0,1)$ は $x = 0$ に関して対称だから

$$P(Z^2 \leq x) = 2P(0 \leq Z \leq \sqrt{x}) = 2\int_0^{\sqrt{x}} \frac{1}{\sqrt{2\pi}} \exp(-\frac{1}{2}t^2)dt$$

よって, Z^2 の確率密度関数は

$$\frac{dP(Z^2 \leq x)}{dx} = \frac{1}{\sqrt{2\pi}} x^{-1/2} e^{-x/2}.$$

図 3.13 に, 自由度が 2, 4, 10 のカイ二乗分布の確率密度関数を図示した. 自由度によってカイ二乗分布の形状が大きく変わる様子が示されている.

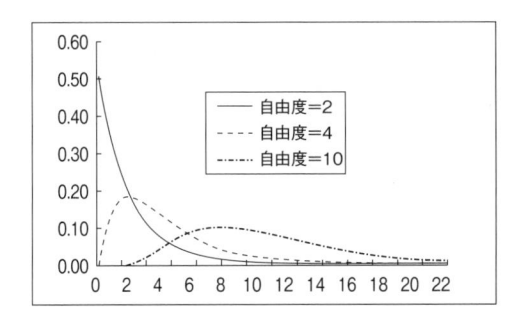

図 3.13 自由度が, 2, 4, 10 のカイ二乗分布の確率密度関数

定義 3.20 n 個の確率変数 $X_1, X_2, \ldots, X_n$ に対して

$$S^2 = \frac{1}{n-1} \sum_{i=1}^n (X_i - \bar{X})^2$$

とおく. S^2 を**標本分散 (sample variance)** という.

> **定理 3.16**
> $X_1, X_2, \ldots, X_n$ が互いに独立で，かつ同一の標準正規分布 $N(\mu, \sigma^2)$ にしたがうとき
> $$\frac{(n-1)S^2}{\sigma^2} = \frac{1}{\sigma^2}\sum_{i=1}^{n}(X_i - \bar{X})^2$$
> は自由度 $n-1$ のカイ二乗分布にしたがう．

証明. 数学的な準備を要するので省略． (QED)

注 3.11 X_i を標準化して

$$Z_i = \frac{X_i - \mu}{\sigma}$$

とおくと $Z_1, Z_2, \ldots, Z_n$ は，互いに独立に $N(0,1)$ にしたがう．よって，定義より

$$\sum_{i=1}^{n} Z_i^2 = \frac{1}{\sigma^2}\sum_{i=1}^{n}(X_i - \mu)^2$$

は自由度 n のカイ2乗分布にしたがう．ここで，未知パラメータ μ をその推定量 $\bar{X}$ で置き換えたのが $(n-1)S^2/\sigma^2$ であることに注意したい．推定量で置き換えたため自由度が 1 減少し $(n-1)S^2/\sigma^2$ の自由度は $n-1$ となったと直感的に理解しておけばよい．

定義 3.21（t 分布） Z を標準正規分布，Y を自由度 K のカイ二乗分布にしたがう確率変数として，Z と Y が互いに独立であるとする．このとき

$$T = \frac{Z}{\sqrt{Y/K}}$$

がしたがう分布のことを，**自由度 K の t 分布** (t distribution with K degrees of freedom) という．

図 3.14 に，自由度が 2, 10 の t 分布の確率密度関数を図示した．いずれも，

3.7 正規分布に関わる確率変数

正規分布によく似た左右対称な釣鐘型の形状をしており，自由度が小さくなるほど分布のすそが広がる様子がわかる．図には，標準正規分布の密度関数も図示されている．図から明らかなように，t 分布には，次のような特徴がある．

- $x=0$ に関して対称．
- $x=0$ で最大値をとる．
- $x \longrightarrow \pm\infty$ のとき，$f(x) \longrightarrow 0$．
- 曲線下の面積は 1．
- 自由度が大きくなると $x=0$ の周りに集中してくる．
- 自由度が大きくなるとその関数形は限りなく標準正規分布 $N(0,1)$ に近くなる．
- t 分布の確率表は多くのテキストで巻末に与えてある．表計算ソフト Excel では統計関数のなかに TDIST という名前で準備されている．

表 3.13 に自由度が 1,5,10,20,40,80 および ∞ の場合の t 分布の上側 2.5%点を与えた．自由度が 1 のとき分布のスソが広がっていること，したがって，上側 2.5%点が 12.71 と極めて大きいこと，自由度が大きくなるにしたがって分布のスソは狭くなり正規分布（自由度 ∞）のそれに近づく様子が分かる．

表 **3.13** t 分布の自由度と上側 2.5%点

自由度	1	5	10	20	40	80	160	∞
上側 2.5%点	12.71	2.57	2.23	2.09	2.02	1.99	1.97	1.96

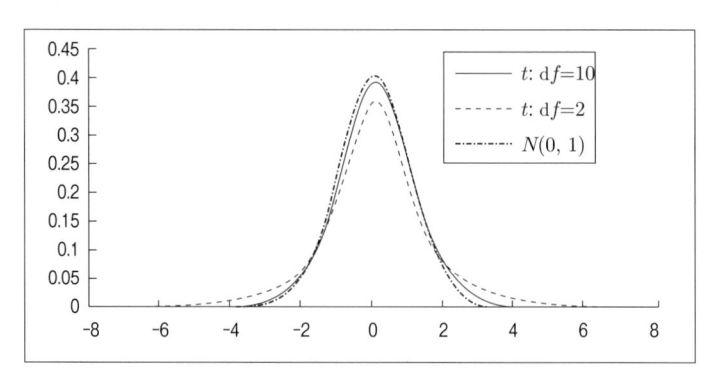

図 **3.14** 自由度が, 2, 10 の t 分布, および標準正規分布の確率密度関数

> **定理 3.17**
> $X_1, X_2, \ldots, X_n$ が互いに独立で, かつ同一の標準正規分布 $N(\mu, \sigma^2)$ にしたがう確率変数とする. 標本平均 $\bar{X}$, 標本分散 S^2 に対して
> $$T = \frac{\sqrt{n}(\bar{X} - \mu)}{S} \tag{3.10}$$
> は自由度 $n-1$ の t 分布にしたがう.

証明. 定理 3.12(2) より, $\bar{X}$ は正規分布 $N(\mu, \sigma^2/n)$ にしたがって, $\bar{X}$ を標準化した次の Z は標準正規分布にしたがう (定理 3.15(3)).

$$Z = \frac{\sqrt{n}(\bar{X} - \mu)}{\sigma}$$

また, 定理 3.16 より $(n-1)S^2/\sigma^2$ は自由度 $n-1$ のカイ二乗分布にしたがう. さらに, ここでは証明しないが Z と S^2 は互いに独立であることが証明できる. よって

$$\frac{\sqrt{n}(\bar{X} - \mu)/\sigma}{\sqrt{\frac{(n-1)S^2}{\sigma^2}/(n-1)}} = \frac{\sqrt{n}(\bar{X} - \mu)}{\sqrt{S^2}} = T$$

よって, 上の定義から T は自由度 $n-1$ の t 分布にしたがう.

(QED)

注 3.12 統計量 T の分布は 1908 年にビール会社の技師ゴセット (Gosset, Williams) が, (3.10) 式で与えられる統計量の分布を求め, 発見した. しかし会社の規則で公表が禁じられれていたため彼は student（学生）という筆名で学術誌からこの発見を出版した. そのため, 彼が発見した分布は**スチューデントの t 分布 (student's t-distribution)** とよばれることもある. 自由度は, データの個数 -1, すなわち, S^2 の精度に係わっている.

定義 3.22（F 分布） X と Y が, それぞれ 自由度 r と s のカイ二乗分布にしたがう互いに独立な確率変数であるとき, 確率変数

$$F = \frac{X/r}{Y/s}$$

がしたがう分布のことを, **自由度対** (r,s) **の F 分布 (F distribution with r numerator and s denominator degree of freedom)** という.

定理 3.18

$X_1, X_2, \ldots, X_m$ を互いに独立で, かつ同一の正規分布 $N(\mu_X, \sigma_X^2)$ にしたがう m 個の確率変数, $Y_1, Y_2, \ldots, Y_n$ を互いに独立で, かつ同一の正規分布 $N(\mu_Y, \sigma_Y^2)$ にしたがう n 個の確率変数として, m 個の X と n 個の Y も互いに独立であるとする. 標本平均, および標本分散を

$$\bar{X} = \frac{1}{m}\sum_{i=1}^{m} X_i, \qquad \bar{Y} = \frac{1}{n}\sum_{i=1}^{n} Y_i$$

$$S_X^2 = \frac{1}{m-1}\sum_{i=1}^{m}(X_i - \bar{X})^2, \qquad S_Y^2 = \frac{1}{n-1}\sum_{i=1}^{n}(Y_i - \bar{Y})^2$$

とおく. このとき

$$F = \frac{S_X^2/\sigma_X^2}{S_Y^2/\sigma_Y^2}$$

は, 自由度対 $(m-1, n-1)$ の F 分布にしたがう.

証明. 定理 3.7(ii) より, $(m-1)S_X^2/\sigma_X^2$ は自由度 $m-1$ のカイ二乗分布

にしたがう．同様に $(n-1)S_Y^2/\sigma_Y^2$ は自由度 $n-1$ のカイ二乗分布にしたがう．仮定から $X_1, X_2, \ldots, X_m$ と $Y_1, Y_2, \ldots, Y_n$ は互いに独立で S_X^2 は X だけに依存し，S_Y^2 は Y だけにしか依存しないから S_X^2 と S_Y^2 は互いに独立である．よって，上の定義から

$$\frac{(m-1)S_X^2/\sigma_X^2(m-1)}{(n-1)S_Y^2/\sigma_Y^2(n-1)} = \frac{S_X^2/\sigma_X^2}{S_Y^2/\sigma_Y^2} = F$$

は自由度対 $(m-1, n-1)$ の F 分布にしたがう．

(QED)

注 3.13 標本平均 $\bar{X}$，標本分散 S^2，あるいは上の定理の T や F など，確率変数の関数は，一般に **統計量 (statistics)** とよばれている．統計量 $\bar{X}$, S^2, T, F は次章以降で重要な役割を果たす．

演習問題 3.9

1. 久留米大学医学部 B 棟のエレベータの積載量は 800kg で，この積載量を超えれば警告のブザーがなる．久留米大学医学部学生の平均体重は正規分布 $N(70, 25^2)$ にしたがうという．久留米大学医学部学生 10 名がランダムにこのエレベータにのるとき，ブザーがならない確率を求めよ．

2. あるクリニックで医師が一人の患者を診察する時間は，平均 5 分，標準偏差 1.5 分の正規分布にしたがうという．この医師が 10 時に診察を開始して 22 人の患者を診察するとするとき，午前中に診察が終わる確率を求めよ．ただし，患者一人ひとりの診察時間は互いに独立とする．

3.8 漸近理論

3.8.1 大数の法則

次の定理が成り立つ．証明は専門書に譲る．興味ある読者は，柳川 ([4]) を参照してほしい．

定理 3.19 （大数の法則）
n 個の確率変数 $X_1, X_2, \ldots, X_n$ が互いに独立，かつ同一の分布に従うとして，$\mu = E(X_i)$, $\sigma^2 = V(X_i)$, $i = 1, 2, \ldots, n$，とおく．任意の $\epsilon > 0$ に対して次が成り立つ．

$$P(|\bar{X} - \mu| > \epsilon) \leq \frac{\sigma^2}{n\epsilon^2}. \tag{3.11}$$

定理の意味を説明しよう．(3.11) 式において ϵ は任意の正の数であるから，どれだけでも小さくとれる，たとえば $\epsilon = 10^{-4}$ ととる．このとき，(3.11) 式は，$\bar{X}$ と μ の差が 10^{-4} 以上なる確率が，$10^8 \sigma^2/n$ 以下であることを示している．この確率は，$n = 10^{12}$ のとき $\sigma^2 10^{-4}$，$n = 10^{16}$ のとき $\sigma^2 10^{-8}$，... のように極めて小さくできる．つまり，$\bar{X}$ と μ が微小に違う確率は，n を限りなく大きくすることによって，限りなくゼロに近づく．いい換えれば，$\bar{X}$ は μ に限りなく近づく．

注 3.14 ジョン・グラント (John Graunt, 1665) は，教会に管理された出生記録を調べ，どの教区でも男の子と女の子の出生比率はほぼ等しいという発見をし，さらにジュースミルヒ (Sussmilch) は生命現象のみならず社会現象においても多量観察したとき，その平均が一定となることを発見し，これは神の配慮に他ならないという霊感に打たれて「神の秩序」というタイトルの書籍を発行した (1741)．他方，彼らの発見は，ヤコブ・ベルヌイ (Jakob Brnoulli, 1654–1704) などの数学者によって，神とは無関係な単なる数の法則に過ぎないことが証明されており，このことが社会に浸透するにつれて大数の法則と

よばれた．上の定理は，大数の法則を数学的に厳密に与えたものである．

例 3.21 成功の確率が p である n 回のベルヌイ試行で，第 i 回目が表のとき $X_i = 1$，裏のとき $X_i = 0$ の値をとる確率変数 X_i を考えると，n 回の試行の結果は，確率変数 $X_1, X_2, \ldots, X_n$ の実現値とみなすことができ

$$相対頻度 = \frac{1}{n}\sum_{i=1}^{n} X_i = \bar{X}$$

とあらわされる．$X_1, X_2, \ldots, X_n$ は互いに独立で，かつ $\mu = E(X_i) = p$，$\sigma^2 = V(X) = p(1-p)$ であるから，大数の法則によって，$n \longrightarrow \infty$ のとき相対頻度は限りなく p に近づく．図 3.15 は，$p = 0.5$ のとき $\bar{X}$ が p に近づく様子を，横軸に試行回数，縦軸に相対頻度をとって，示したものである．

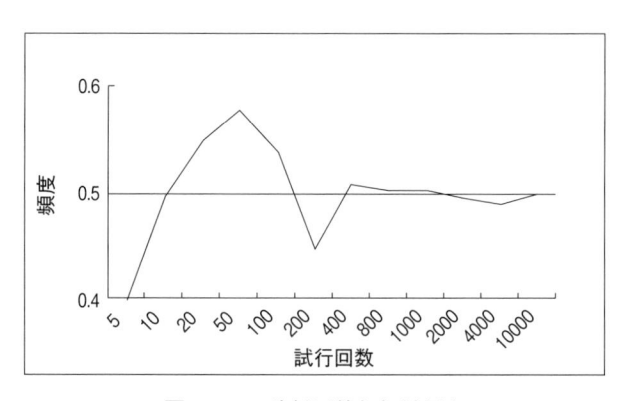

図 **3.15** 試行回数と相対頻度

3.8.2 中心極限定理

成功の確率が p である n 回のベルヌイ試行で，第 i 回目が表のとき $X_i = 1$，裏のとき $X_i = 0$ の値をとる確率変数 X_i を考えると，n 回のベルヌイ試行で

の成功の回数は

$$T = X_1 + X_2 + \cdots + X_n$$

であらわされる．3.4.1 節で T の分布は n が大きいとき正規分布で近似できることについて学んだ（二項分布の正規近似）．次の定理は，二項分布の正規近似を一般化して，確率変数 $X_1, X_2, \ldots, X_n$ がベルヌイ試行にしたがわなくても，この性質を成り立つことを示したものである．

n 個の確率変数 $X_1, X_2, \ldots, X_n$ が互いに独立，かつ同一の分布に従うとして，$\mu = E(X_i)$, $\sigma^2 = V(X_i)$, $i = 1, 2, \ldots, n$, とおく．このとき，標本平均 $\bar{X}$ の期待値と分散は，定理 3.6 より，

$$E(\bar{X}) = \mu, \qquad V(\bar{X}) = \frac{\sigma^2}{n}.$$

で与えられる．$\bar{X}$ を標準化した次の Z について，次の定理が成り立つ．

$$Z = \frac{\sqrt{n}(\bar{X} - \mu)}{\sigma}$$

> **定理 3.20**　（中心極限定理）
> n 個の確率変数 $X_1, X_2, \ldots, X_n$ が互いに独立，かつ同一の分布に従うとき標本平均 $\bar{X}$ を標準化した Z の分布は，n が大きくなれば，限りなく標準正規分布 $N(0,1)$ に近づく．いい換えれば，n が大きいとき，標本平均 $\bar{X}$ の分布は，正規分布 $N(\mu, \sigma^2/n)$ で近似できる．

証明． 数学的な準備を要するので省略する． (QED)

注 3.15　前節で $X_1, X_2, \ldots, X_n$ が互いに独立，かつ同一の分布 $N(\mu, \sigma^2)$ にしたがうとき，Z の分布は標準正規分布にしたがうことを述べた (定理 3.15(3))．中心極限定理は X_i が正規分布にしたがわなくても，n が大きければ Z の分布は標準正規分布で近似できることを示している．

第4章　統計的推測の基本

本章では，母集団と標本の関係，バイアス，交絡など統計的推測を行う場合に配慮すべきことを学習し，次に前章で学んだデータの数学モデルを用いて統計的推測の基本的枠組みを学習する．

4.1　母集団と標本

例 4.1（首相の支持率）　首相の支持率について調査を行うとき，日本国民すべてにアンケートして支持率を調べることはできない．国民の中から，偏りがないように数千人を抽出してアンケートせざるをえない．このとき，国民全体にもし聞けたら得られる回答の全体を**母集団** (population) という．母集団での支持率は未知である．これに対して，抽出された人のアンケート結果からは，支持率を知ることができる．抽出された人のアンケート結果を**標本**（**サンプル**）(sample) という．アンケートの目的は，母集団の支持率を推定することを目的として，標本を抽出して，標本での支持率（標本支持率）を調べる，という形式になっている．問題は，偏りがないサンプリング（標本抽出）を行い，かつ精度を一定に抑えた上で母集団の支持率を推定するためにはどのくらいのサンプル数が必要かということである．

例 4.2（薬剤の臨床試験）　特定の疾患の治療を目的として開発された薬剤の臨床試験では，ランダムに選ばれた，たとえば各群 200 人からなる患者の一方の群に開発された薬剤，他方の群（コントロール群とよばれる）に標準的な薬剤を服用してもらい，両群を比較して，開発された薬剤の有効性と安全

図 4.1 世論調査

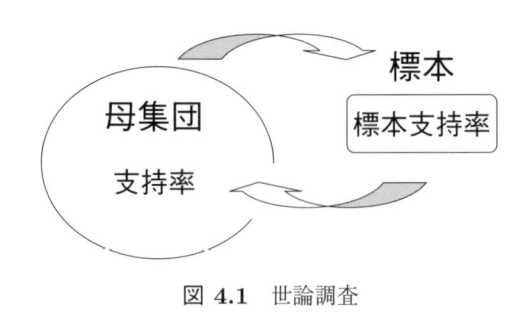

性が検証される．このとき，母集団はこの疾患を有する患者全体であって，臨床試験に参加した患者は患者全体から選ばれた標本と考えるのが妥当である．臨床試験は，母集団での有効性と安全性を標本から得られた有効性と安全性から推定するという形式になっている．前例と同様に問題は，標本での結果を母集団に合理的に適用するためには，標本を抽出するときに一定の工夫と配慮を行う必要があるということである．いい換えれば，このような視点からデザインされた臨床試験でなければ，そこで得られた有効性，安全性を開発された薬剤服用する患者全体に適用することは難しい．

例 4.3（Y 先生の血圧） 血圧測定を行ったところ Y 先生の収縮期血圧値は 150mmHg で医師に降圧剤を飲むことを勧められた．でも，Y 先生は，血圧値は変動が大きいことを知っており，念のため 10 日間同じ時刻に血圧を測定してみた．表 3.12 は，そうして得られた 10 回の測定値である．このデータは本章で何回も引用するので，再び表 4.1 にそのデータを与えておく．

表 4.1 Y 先生の血圧

1	2	3	4	5	6	7	8	9	10
150	132	144	139	118	135	123	133	152	136

血圧は測定のたびに異なった値が測定され，いくら精密な機器で測定して

も定まらない.しかし,3.4.2 節で述べたように,血圧は,正規分布にしたがってばらつくので,真の血圧をばらつきの中心,つまり正規分布の平均値としてとらえることができる.10 回の測定は,正規分布にしたがう母集団を仮想的に想定し,その中からランダムに 10 個の値を抽出したと考えることができる.したがって,Y 先生の血圧は上の二つの例と同様に,母集団からランダムに標本を抽出し,抽出した標本から母集団分布の平均値,すなわち図 4.2 の μ, を推測する形式としてと考えることができる(図 4.2 参照).

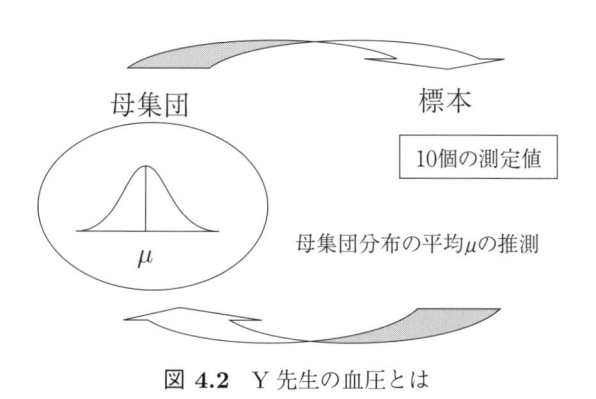

図 4.2 Y 先生の血圧とは

　上の 3 つの例に見られるように,統計的推測の問題は母集団における支持率,有効率,平均値などの未知パラメータの値を知りたいという問題に対して,母集団から標本(データ)を抽出し,抽出されたデータから支持率,有効率,平均値などを計算し,これらの値を母集団の未知パラメータの推定値にするという形式になっている.このとき,二つの大きな問題が生じる.**バイアス (bias)** と **バラつき (variance)** の問題である.

4.2 バイアス

　標本(データ)を抽出するとき,選択的に偏った対象を抽出したり,信頼度

が低い方法で測定すれば,母集団パラメータの推測にはバイアスが生じる(定義 5.3 参照).また,医学研究では対照群を設定した比較研究が行われることが多いが,試験薬群に比べて対照群の方に年配の患者が多いなど両群が比較可能性をもたない場合,結果にバイアスが生じ,研究の普遍性や再現性が疑われることになる.試験薬群の方が有効であったといっても,それは若い患者が多かったため成績がよかっただけの事かもしれないからである.特に,臨床試験では,両群間の比較可能性を担保するため,どちらの群に入るかをくじ引きで決めたり(ランダム化),どの薬を使用しているかを医師や患者が知っていればバイアスが生じる(情報バイアス)ことから,両者にその情報を目隠しする**二重目隠し法 (double blind)** とよばれる方法などが開発されている.

4.2.1 選択バイアス

目的は母集団分布の平均や比率の推定である.母集団から標本を抽出するとき,選択的に偏った対象を抽出すると推定にバイアスが生じる.このバイアスのことを**選択バイアス (selection bias)** という.次は,選択バイアスの例である.

例 4.4(選択バイアス)(アラスカの異常出産) 表 4.2 は,アラスカの病院で取られた異常出産データである(出典:折笠 [2]).表は,冬季の異常出産率は 28/240=0.117,夏季の異常出産率は 14/180=0.078 で,異常出産の割合は冬季の方が夏季より高く,これを反映して平均出産時間も冬季の方が夏季よりも長いことを示している.

表 4.2 アラスカの異常出産:病院出産を対象とした調査の結果

季節	出産数	異常出産数	平均出産時間
夏季(4ヶ月)	180	14	8.0
冬季(8ヶ月)	240	28	10.5

表 4.3 は,同様な調査を自宅出産を対象にして行ったデータである.表より,

冬季の異常出産率は 4/160=0.025, 夏季の異常出産率は 2/20=0.10 で, 異常出産の割合は冬季の方が夏季より低く, これを反映して平均出産時間も冬季の方が夏季よりも短いことを示している. この結果は, 病院を対象にして調査した結果と逆転している. 二つの表を併せて解釈すれば, アラスカの冬は厳しく異常出産の可能性が高い婦人が病院で出産する可能性が高いという様子が見えるが, どちらか一方だけを対象にしてデータをとると, 誤った結論が導びかれることになる.

表 4.3 アラスカの異常出産：自宅出産を対象とした調査の結果

季節	出産数	異常出産数	平均出産時間
夏季（4ヶ月）	20	2	8.0
冬季（8ヶ月）	160	4	4.0

4.2.2 交絡

医学研究は, 多くの場合ヒトを対象としており, 動物実験のような人体実験はできないことなど多くの制約がある. その中でバイアスがないデータを収集して, 普遍性・再現性をもつ研究を行なうためにはバイオ統計学に関する深い知識が必要である. とりわけ, 以下に述べる交絡を正しく理解し, その影響を排除する能力が要求される.

例 4.5（飲酒・喫煙・肺がん） 飲酒と肺がんの間には, 医学的な関係はない. しかしながら, 下手な統計調査を行うと飲酒と肺がんの間に関連性が見出される. 飲酒と喫煙には関連性があり, 喫煙は肺がんのリスク因子であることから, 飲酒・喫煙・肺がんというバイパスを経て飲酒と肺がんに見かけの関連性が生じるのである. 一般に, X（飲酒）と Y（肺がん）の関連性に影響を与える第 3 の因子 Z（喫煙）のことを**交絡因子 (confounding factor)** という.

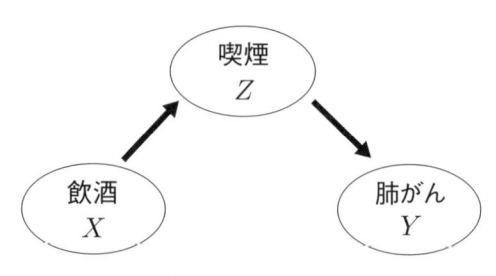

図 4.3 飲酒・喫煙・肺がんの関係

例 4.6（臨床試験） 表 4.4 は，人工的に想定した薬剤の臨床試験の結果である．表より試験薬の有効率 (63/120) は，対照薬の有効率 (57/120) より明らかに大きい．表 4.5 は，同じデータを治療開始時点の重症度で層別してあらわした表である．各層で対照群の有効率の方が試験薬群の有効率より大きい．治療開始時点の重症度で層別したときと層別しないときで結果が逆転している．つまり，治療開始時点の重症度が交絡因子である．交絡因子は，このように臨床試験の結果を逆転させることさえある．

表 4.4 臨床試験の結果

	有効	無効	計
試験薬群	63 (0.52)	57 (0.48)	120
対照薬群	57 (0.48)	63 (0.52)	120

表 4.5 臨床試験の結果：層別した場合

重症度	薬剤群	有効	無効	計
軽症	試験薬群	2 (0.07)	28 (0.93)	30
	対照薬群	5 (0.10)	45 (0.90)	50
中等度	試験薬群	16 (0.40)	24 (0.96)	40
	対照薬群	24 (0.60)	16 (0.40)	40
重症	試験薬群	45 (0.90)	5 (0.10)	50
	対照薬群	28 (0.93)	2 (0.07)	30

いま，例えば表 4.5 で軽症と重症の層の各々において試験薬群と対照薬群の症例数を等しく定め，有効率は表 4.5 と同じにしておくと表 4.6 が得られる．この表から表 4.4 に対応する表を作っても，逆転はおきない．各層で試験薬群の症例数と対照薬群の症例数がなるべく等しくなるよう臨床試験を工夫すれば，交絡因子の影響をある程度抑えることができる．

表 4.6 臨床試験の結果：試験薬群と対照薬群の症例数を等しくした場合

重症度	薬剤群	有効	無効	計
軽症	試験薬群	3 (0.07)	47 (0.93)	50
	対照薬群	5 (0.10)	45 (0.90)	50
中等度	試験薬群	16 (0.40)	24 (0.96)	40
	対照薬群	24 (0.60)	16 (0.40)	40
重症	試験薬群	45 (0.90)	5 (0.10)	50
	対照薬群	47 (0.93)	3 (0.07)	50

演習問題 4.1

1. 表 4.7 は，C.R Rao 教授が講演によばれ訪問した世界 5 ヶ所の都市の大学で男子大学生に対して「あなたを含めて，あなたには何人の兄弟と姉妹がいますか」と質問して得たデータである．表は，東京の男性比が 2.65，子供数/家族が 2.48 であることを示している．何か，おかしい．何がおかしいのだろうか．

表 4.7 兄弟・姉妹数

都市	質問した学生総数	兄弟の数	姉妹の数	男性比	子供数/家族
カルカッタ	104	414	312	1.33	6.96
テヘラン	21	65	40	1.63	5.00
東京	50	90	34	2.65	2.48
コロンブス	29	65	52	1.25	4.00
ロンドン	43	80	39	2.05	2.77

2. 表 4.6 から表 4.4 に対応する表を作り，試験薬群と対照薬群の間に効果の逆転がおきないことを確かめよ．

4.3 基本的枠組み

バイアスがたとえ 100％コントロールできたとしても，標本は抽出するたびに異なったものが取り出され，標本から算出される支持率，有効率，平均値なども標本を抽出するたびに異なった値をとる，いい換えればバラついている．このため，算出された支持率，有効率，平均値などがどの程度信頼できるのか，という問題が生じる．推定精度の問題である．

前章で学んだ数学モデルや数学的発展は，この問題に対処するための準備であった．あらためて以下に前章で学んだことがらを，統計的推測の観点から整理しておく．

(i) データを確率変数として数学的にモデル化し，バラつきを確率分布でとらえた．

(ii) 母集団は，確率分布で規定され，確率分布の平均や分散などの未知パラメータによって特徴づけられる．つまり，これらのパラメータの値が決まれば母集団の分布が定まり，推測の目的が達成される．未知パラメータを θ であらわす．θ は，ギリシャ文字でシータとよむ．平均，あるいは平均と分散を組にした 2 次元パラメータであってもよい．確率分布がパラメータ θ によって特徴づけられることを明示するため，確率密度関数を $f_\theta(x)$, 分布関数を $F_\theta(x)$ と書く．この分布のことを**母集団分布 (population distribution)** という．

(iii) n 個のデータに対応する確率変数 $(X_1, X_2, \ldots, X_n)$ は，母集団から抽出された n 個の確率変数と考える．この考えを可能とするため，各 X_i は母集団分布 $F_\theta(x)$ にしたがって分布しているとみなす．さらに，数学的な便宜として $X_1, X_2, \ldots, X_n$ は互いに独立であると仮定する．このように数学的にモデル化された，n 個のデータに対応する確率変数

$(X_1, X_2, \ldots, X_n)$ のことを，分布関数 $F_\theta(x)$ をもつ母集団からの**大きさ n の 確率標本 (random sample of size n)** という．

(iv) 母集団のパラメータは，データから算出される平均や分散などで推定される．この推定値の精度などを問題とするため，これらに対応する標本平均や標本分散の期待値や分散を前章で数学的に調べた．

以上を要約すると，統計的推測は以下のように定式化できる．図 4.4 は，この定式化を図示したものである．

統計的推測とは，分布関数 $F_\theta(x)$ をもつ母集団から抽出された大きさ n の確率標本 $(X_1, X_2, \ldots, X_n)$ に基づいて，推測の精度をある一定の範囲にとどめた上でパラメータ θ を推測する問題である．

このような考え方はフィシャ (Fisher, R.A.) によって初めて提唱され，**統計的推測に関するフィシャの基本的枠組み**とよばれている．フィシャは，対象の性質や特徴から分布関数の形は既知とできるとした．たとえば，作物の収量は正規分布にしたがうことは分かっている．平均と標準偏差が未知パラメータであって，未知パラメータが決まれば収量の真の分布がきまるとした．

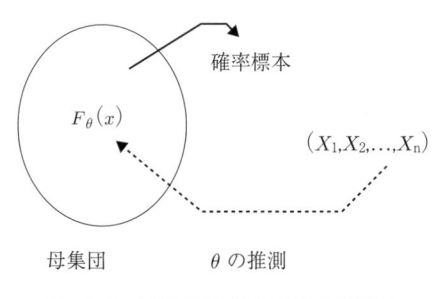

図 **4.4** 統計的推測の基本的枠組み

第5章　推定

本章では，まず推定精度について学び，次にデータから母集団分布の平均や分散を推定する方法として最小二乗法と最尤法について学習する．最後に平均や，平均の差，および比率や比率の差などの母集団パラメータを区間で推定する方法について学習する．

5.1　推定の精度

10 人の患者に対してある治療を行って得られたときの有効率の推定値と，200 人の患者に行って得られた有効率の推定値が同じ 60% であったとしよう．このとき，治療法の有効率が 60% であったというエビデンスの強さは後者の方が強い．推定値は，データから求めた平均値などであるから，データに依存している．データにはバラつきがあるから推定値もまたバラつきに支配されている．エビデンスの強さは，推定値のバラつきの大きさ（不確実性）としてとらえられる．データのバラつきを確率標本という数学モデルで表したことを思い出してほしい．データを確率標本に置き換えてあらわした推定値のことを**推定量 (estimator)** とよぶ．推定量はある分布にしたがってバラついている確率変数である．これに対して，推定値は推定量の観測値，すなわち推定量にデータを代入した一つの値である（図 5.1 参照）．エビデンスの強さは，推定量の精度としてとらえられる．本節では，このような考えを発展させて推定量の精度について考えよう．

定義 5.1　母集団パラメータ θ は，確率標本 $(X_1, X_2, \ldots, X_n)$ の関数 $\hat{\theta}_n = \hat{\theta}(X_1, X_2, \ldots, X_n)$ で推定される．このような関数 $\hat{\theta}_n$ のことを θ の推

> データ ➡ 推定値：実数（推定量を観測した値）
>
> 確率標本 ➡ 推定量：特定の分布にしたがってバラつく確率変数

図 5.1　推定値と推定量

定量 (estimator) という．θ の推定量 $\hat{\theta}_n$ が

$$E(\hat{\theta}_n) = \theta$$

をみたすとき $\hat{\theta}_n$ を θ の**不偏推定量** (unbiased estimator) という．

例 5.1　$\bar{X}$ が正規分布 $N(\mu, \sigma^2)$ に従う母集団から抽出された大きさ n の確率標本から作られた標本平均であるとき，$\bar{X}$ は μ の不偏推定量である．定理 3.6 から，$E(\bar{X}) = \mu$ が成り立つからである．

演習問題 5.1　成功の確率が P である n 回のベルヌイ試行において，成功の相対頻度は P の不偏推定量であることを示せ．

定義 5.2　θ の推定量 $\hat{\theta}_n$ の**平均二乗誤差** (Mean Squared Error, MSE) を

$$\mathrm{MSE}(\hat{\theta}_n) = E(\hat{\theta}_n - \theta)^2.$$

で定義する．$\mathrm{MSE}(\hat{\theta}_n)$ は，$\hat{\theta}_n$ が θ にどれほど近いかを測る尺度，すなわち θ の推定量としての $\hat{\theta}_n$ の良さを測るモノサシである．MSE が小さいほど精度が高い推定量である．

5.1 推定の精度

定理 5.1 次が成り立つ.

$$\mathrm{MSE}(\hat{\theta}_n) = V(\hat{\theta}_n) + \bigl(E(\hat{\theta}_n) - \theta\bigr)^2$$

特に, $\hat{\theta}_n$ が θ の不偏推定量のとき

$$\mathrm{MSE}(\hat{\theta}_n) = V(\hat{\theta}_n).$$

証明.

$$\begin{aligned}\mathrm{MSE}(\hat{\theta}_n) &= E(\hat{\theta}_n^2 - 2\hat{\theta}_n\theta + \theta^2) \\ &= E(\hat{\theta}_n^2) - E(2\hat{\theta}_n\theta) + E(\theta^2)\end{aligned}$$

θ^2 は定数だから $E(\theta^2) = \theta^2$, また (3.7) 式より $E(2\hat{\theta}_n\theta) = 2E(\hat{\theta}_n)\theta$. さらに (3.9) 式より $E(\hat{\theta}_n^2) = V(\hat{\theta}_n) + \bigl(E(\hat{\theta}_n)\bigr)^2$. よって

$$\begin{aligned}\mathrm{MSE}(\hat{\theta}_n) &= V(\hat{\theta}_n) + (E(\hat{\theta}_n))^2 - 2E(\hat{\theta}_n)\theta + \theta^2 \\ &= V(\hat{\theta}_n) + \bigl(E(\hat{\theta}_n) - \theta\bigr)^2\end{aligned}$$

(QED)

定義 5.3 $\delta = |E(\hat{\theta}_n) - \theta|$ を θ を推定するときの $\hat{\theta}_n$ の**バイアス (bias)** という. また,

$$SE(\hat{\theta}_n) = \sqrt{V(\hat{\theta}_n)}$$

を $\hat{\theta}_n$ の**標準誤差 (Standard Error), 略して SE** という.

定理 5.1 より

$$\mathrm{MSE}(\hat{\theta}_n) = V(\hat{\theta}_n) + (バイアス)^2$$

である.

注 5.1 標準偏差 (SD) と標準誤差 (SE) の違いを注意しておきたい. 標準

偏差は，母集団分布の分散の正の平方根である．これに対して，標準誤差は推定量の分散の正の平方根である．たとえば，平均 μ，分散 σ^2 をもつ母集団から抽出された n 個の標本からなる標本平均 $\bar{X}$ の SE は $\sigma/\sqrt{n}$ である．しかし，SD は σ である．統計的推定では，不偏推定量が適用されることが多い．このとき，上の定理より MSE は推定量の分散に等しい．したがって，分散，あるいは SE が，推定量の精度を表す．

定理 5.2 $X_1, X_2, \ldots, X_n$ を大きさ n 確率標本として $\mu = E(X_i)$, $\sigma^2 = V(X_i), i = 1, 2, \ldots, n$, とおく．このとき

$$V_n = \frac{1}{n} \sum_{i=1}^{n} (X_i - \bar{X})^2$$

は σ^2 の不偏推定量ではない．しかし標本分散

$$S^2 = \frac{1}{n-1} \sum_{i=1}^{n} (X_i - \bar{X})^2$$

は σ^2 の不偏推定量である．

証明 まず，V_n が次のように表されることに注意する．

$$V_n = \frac{1}{n} \sum_{i=1}^{n} X_i^2 - (\bar{X})^2.$$

よって，定理 3.3(1) より

$$E(V_n) = E\left(\frac{1}{n} \sum_{i=1}^{n} X_i^2\right) - E\left((\bar{X})^2\right). \tag{5.1}$$

右辺第 1 項は，(3.9) 式を用いて次のように計算できる．

$$E\left(\frac{1}{n} \sum_{i=1}^{n} X_i^2\right) = \frac{1}{n} \sum_{i=1}^{n} E(X_i^2)$$
$$= E(X_1^2)$$

$$= V(X_1) + \Big(E(X_1)\Big)^2$$
$$= \sigma^2 + \mu^2 \qquad (5.2)$$

(5.1) 式の右辺第 2 項は, 再び (3.9) 式より, 次のように計算できる.

$$E\Big((\bar{X})^2\Big) = V(\bar{X}) + \Big(E(\bar{X})\Big)^2$$
$$= \frac{1}{n}\sigma^2 + (\mu)^2 \qquad (5.3)$$

よって, (5.2) 式, (5.3) 式より

$$E(V_n) = \sigma^2 + \mu^2 - (\frac{1}{n}\sigma^2 + (\mu)^2)$$
$$= \frac{n-1}{n}\sigma^2$$

他方, $S^2 = nV_n/(n-1)$ だから $E(S^2) = \dfrac{n}{n-1}E(V_n) = \sigma^2$.

(QED)

上の定理の証明から V_n バイアスは

$$\delta = \frac{1}{n}\sigma^2$$

であることが分かる. 定理が示すように, V_n はバイアスをもつ σ^2 の推定量である. これに対して, S^2 は σ^2 の不偏推定量である. V_n の MSE の方が S^2 の MSE より小さいことが証明できる. したがって, 推定の精度を重視すれば, V_n の方が S^2 よりも σ^2 のよい推定量である. しかしながら, 分散の推定量としては, 一般に S^2 が用いられる. 以下に述べる t 分布に見られるように, σ^2 の不偏推定量が要求される場合が多いからである.

演習問題 5.2 上の定理の証明を利用して, S^2 が σ^2 の不偏推定量であることを示しなさい.

5.2 推定値の求め方

本節では，データから未知パラメータの推定値を求める方法として，回帰直線の推定問題に焦点をあてて，最小二乗法と最尤法とよばれる二つの方法について学習する．

5.2.1 回帰直線の推定

性，年齢，血圧値，コレステロール値などがすべて等しいヒトはいない．一般に，母集団にはこれらの変量の値が異なるヒトが交じり合っているので，変量のバラつきを単純に一つの正規分布でとらえることは難しい．したがって，これまで述べてきたことはきれいごとにすぎない．

例えば血圧について考えてみよう．血圧は，性と年齢にかなり大きく依存することが知られている．したがって，血圧の分布を性と年齢を無視して求めても正規分布にはならない．しかし 40 歳の男性数百人の血圧の分布は，正規分布でよく近似できる．また，50 歳，60 歳の男性数百人の血圧分布も，正規分布でよく近似できる．つまり，年齢を与えられたものとして条件付ければ，血圧分布は正規分布で近似できる．これらの正規分布の分散はほぼ等しいが，平均が年齢とともに異なる．図 5.2 はこの様子をあらわしたものである．正規分布の平均が年齢の増加とともにどのように動くのか，いい換えれば，年齢を与えたときの血圧の平均値が年齢のどのような関数で表されるのか，という問題を考えなければ現実的な問題とはならない．

血圧のように，研究の対象となる変量のことを**目的変数** (response variable) という．目的変数（血圧の測定データ）に対応する確率変数を Y で表す．血圧に影響を及ぼす可能性がある変量（性，年齢など）のことを**共変量** (covariate) または**説明変数** (explanatory variable) という．簡略化のために性は男性に限り年齢だけに注目する．年齢を X で表すと，上のことは $X = x$ を与えたときの Y の条件付期待値が次のように表現できることを示唆している．

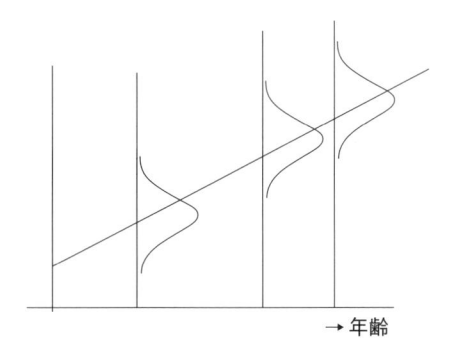

図 **5.2** 年齢と血圧

$$E(Y|X=x) = u(x). \tag{5.4}$$

ここで, $u(x)$ は年齢の関数である.血圧が年齢とともに線形的に増加する場合

$$u(x) = \beta_0 + \beta_1 x$$

とすればよい.この直線を Y の x の上への**回帰直線 (regression line)** という.β_1 は**回帰係数 (regression coefficient)** とよばれる未知パラメータである.特に, β_0 は**切片 (intercept)**, β_1 は**傾き (slope)** とよばれる.問題は,回帰直線をどのように推定するか,いい換えれば未知パラメータ β_0, β_1 をどのようにして推定するか,である.

5.2.2 最小二乗法

目的変数 Y と共変量 X について n 個のデータ $(y_1, x_1), (y_2, x_2), \ldots, (y_n, x_n)$ が与えられたとして,回帰直線

$$u(x) = \beta_0 + \beta_1 x$$

を推定する.この推定問題は,データが

$$データ = 真の値 + 誤差$$

の形であらわされると考えれば,分かりやすい.この考えにしたがえば, $X = x_i$

のとき，データ y_i の真の値は $\beta_0 + \beta_1 x_i$ である．よって

$$y_i = \beta_0 + \beta_1 x_i + e_i \tag{5.5}$$

とあらわされる（図 5.3 参照），ただし e_i は誤差をあらわす．$E(e_i) = 0$, $V(e_i) = \sigma^2$, $e_1, e_2, \ldots, e_n$ は互いに独立であると仮定しておく．図 5.3 より，β_0 と β_1 の値を推定するには，誤差の二乗和を最小にするように推定すればよい．誤差は

$$e_i = y_i - (\beta_0 + \beta_1 x_i)$$

とあらわされるから，その二乗和は

$$Q = \sum_{i=1}^{n} e_i^2 \tag{5.6}$$

$$= \sum_{i=1}^{n} (y_i - \beta_0 - \beta_1 x_i)^2 \tag{5.7}$$

であるから，Q を最小にするような $\beta_0 = \hat{\beta}_0$ と $\beta_1 = \hat{\beta}_1$ を求め，β_0 と β_1 の推定値とすればよい．この推定値は**最小二乗推定値 (least square estimate)** とよばれる．

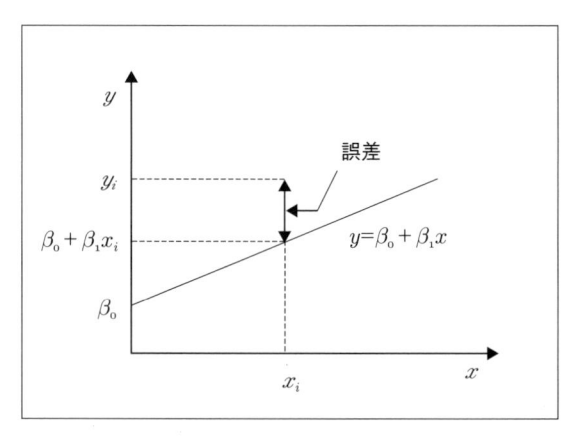

図 5.3 回帰直線と誤差

次の定理が成り立つ.

> **定理 5.3** (1) 回帰直線 $u(x) = \beta_0 + \beta_1 x$ の切片 β_0 と傾き β_1 の最小二乗推定値は,以下のように与えられる.
> $$\hat{\beta}_1 = \frac{\sum_{i=1}^{n}(x_i - \bar{x})(y_i - \bar{y})}{\sum_{i=1}^{n}(x_i - \bar{x})^2}$$
> $$\hat{\beta}_0 = \bar{y} - \hat{\beta}_1 \bar{x}$$
>
> (2) また, $\hat{\beta}_1$ の期待値と分散は,次のように与えられる.
> $$E\left(\hat{\beta}_1\right) = \beta_1$$
> $$V\left(\hat{\beta}_1\right) = \frac{1}{\sum_{i=1}^{n}(x_i - \bar{x})^2}\sigma^2,$$
> ただし, σ^2 は Y_i の分散である $(i = 1, 2, \ldots, n)$.

証明. (1) (5.7) 式より, Q は β_0 と β_1 の 2 次式だから, Q の極小値を与える β_0 と β_1 を求めればよい.すなわち

$$\frac{\partial Q}{\partial \beta_0} = 0, \qquad \frac{\partial Q}{\partial \beta_1} = 0$$

を解けばよい.これを計算して整理すると次の方程式が得られる.

$$\beta_0 + \sum_{i=1}^{n} x_i \beta_1 = \sum_{i=1}^{n} y_i, \qquad (5.8)$$

$$\sum_{i=1}^{n} x_i \beta_0 + \sum_{i=1}^{n} x_i^2 \beta_1 = \sum_{i=1}^{n} x_i y_i \qquad (5.9)$$

よって,この連立方程式を解けば,定理を得る. (2) まず,

$$\sum_{i=1}^{n}(x_i - \bar{x}) = 0$$

であることから, $\hat{\beta}_1$ が次のようにあらわされることに注意する.

$$\hat{\beta}_1 = \frac{\sum_{i=1}^n (x_i - \bar{x})Y_i}{\sum_{i=1}^n (x_i - \bar{x})^2}$$

次に, 右辺で, Y_i だけが確率変数で

$$Y_i = \beta_0 + \beta_1 x_i + \epsilon_i \tag{5.10}$$

であることから

$$E(Y_i) = \beta_0 + \beta_1 x_i$$
$$V(Y_i) = V(\epsilon_i) = \sigma^2$$

に注意する. $\hat{\beta}_1$ の期待値および分散は, $\sum_{i=1}^n (x_i - \bar{x}) = 0$ に注意すると, 次のように算出できる.

$$\begin{aligned} E(\hat{\beta}_1) &= \frac{\sum_{i=1}^n (x_i - \bar{x})E(Y_i)}{\sum_{i=1}^n (x_i - \bar{x})^2} \\ &= \beta_0 \frac{\sum_{i=1}^n (x_i - \bar{x})}{\sum_{i=1}^n (x_i - \bar{x})^2} + \beta_1 \frac{\sum_{i=1}^n (x_i - \bar{x})x_i}{\sum_{i=1}^n (x_i - \bar{x})^2} \\ &= \beta_1 \frac{\sum_{i=1}^n (x_i - \bar{x})(x_i - \bar{x})}{\sum_{i=1}^n (x_i - \bar{x})^2} = \beta_1. \end{aligned}$$

$$V(\hat{\beta}_1) = \frac{\sum_{i=1}^n (x_i - \bar{x})^2 V(Y_i)}{\left(\sum_{i=1}^n (x_i - \bar{x})^2 \right)^2} \tag{5.11}$$

$$= \frac{1}{\sum_{i=1}^n (x_i - \bar{x})^2} \sigma^2. \tag{5.12}$$

(QED)

注 5.2 上の証明の中の連立方程式 (5.8), (5.9) を **正規方程式 (normal equation)** という.

例 5.2 表 5.1 は, 母親母乳中の PCB の量 (単位 μg) と年齢である. 年齢

表 5.1　母乳中の PCB の量（単位 μg）

年齢 (X)	24	26	28	29	30	30	31	34	35	35
PCB(Y)	0.53	1.2	0.93	1.6	1.2	1.7	2.2	0.75	3.6	2.0

$X = x$ を与えたときの PCB の条件付平均 $E(Y|X=x)$ が直線であるとして回帰直線を求めよ．

解． 年齢を X, PCB を Y として回帰直線

$$E(Y|X=x) = \beta_0 + \beta_1 x$$

を推定する．

$$\bar{x} = 30.2, \quad \bar{y} = 1.57,$$

$$\sum_{i=1}^{10}(x_i - \bar{x})^2 = 123.61, \quad \sum_{i=1}^{10}(x_i - \bar{x})(y_i - \bar{y}) = 18.62$$

を定理の式に代入すると

$$\hat{\beta}_1 = 0.15, \quad \hat{\beta}_0 = -2.98.$$

よって，求める回帰直線は

$$y = -2.98 + 0.15x$$

である．図 5.4 に，測定値と当てはめた回帰直線を図示した．

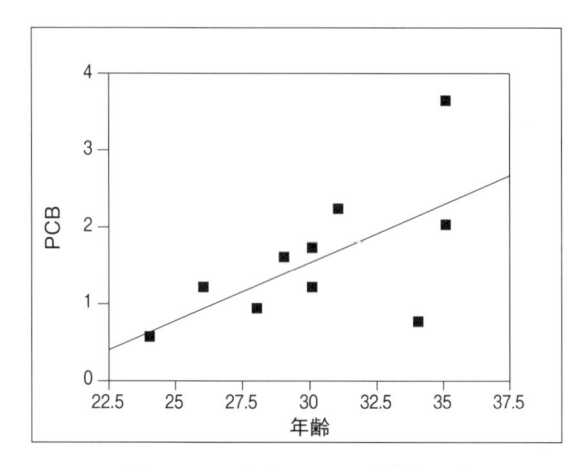

図 5.4　母乳中の PCB（単位 μg）

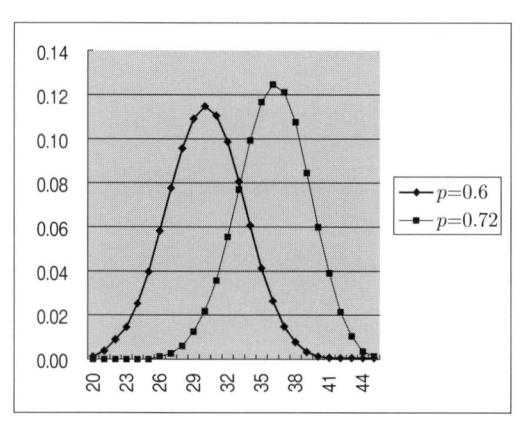

5.2.3　最尤推定法

図 5.5　$p=0.6$ と $p=0.72$ の二項分布

5.2.3.1 考え方

図 5.5 は, $p = 0.6$ と $p = 0.72$ のときの二項分布 $B(50, p)$ の分布図である. $p = 0.6$ のときは, $x = 30$ のとき分布の山が最も高い. 30 は

$$30 = 50 \times 0.6$$

である. また, $p = 0.72$ のときは,

$$36 = 50 \times 0.72$$

のとき, 分布の山が最も高い. つまり, 分布の山を最も高くする x の値を a とおくと $a = np$ という関係が成り立っている.

分布の山が最も高いということは, 分布の山が最も高いところを与えるデータが最も出やすいということである. このことを利用すれば, p が未知のとき, 得られたデータ a を最も出やすくする p を求めて, p の推定値とすればよさそうである. いい換えれば, データ a が得られる確率は

$$P(X = a) = {}_{50}C_a p^a (1-p)^{50-a}$$

であるから, この確率を最大にする $p = \hat{p}$ を p の推定値とするということである. この推定値のことを**最尤推定値 (maximum likelihood estimate)** とよぶ.

一般に, 最尤推定値は次のように定義される. 少し分かりにくいかもしれないが, 定義の中の尤度関数とは, 観測されたデータが得られる確率を未知パラメータの関数と見た関数のことで, 上の $P(X = a)$ の式に対応する.

定義 5.4

確率密度関数 $f_\theta(y)$ をもつ母集団から抽出された大きさ n の確率標本 $Y_1, Y_2, \ldots, Y_n$ の同時密度関数は

$$f_\theta(y_1, y_2, \ldots, y_n) = \prod_{i=1}^{n} f_\theta(y_i)$$

であらわされる．いま，$Y_1, Y_2, \ldots, Y_n$ を観測して $a_1, a_2, \ldots, a_n$ が得られたとする．このとき，次の関数を θ の関数と見て**尤度関数** (likelihood function) とよぶ．

$$L(\theta) = f_\theta(a_1, a_2, \ldots, a_n) = \prod_{i=1}^{n} f_\theta(a_i)$$

尤度関数を最大にする $\theta = \hat{\theta}(a_1, \ldots, a_n)$ のことを $Y_1 = a_1, \ldots, Y_n = a_n$ が観測されたときの θ の**最尤推定値** (maximum likelihood estimate) という．

注 5.3 尤度関数 $L(\theta)$ を最大にする θ と $\ell_n(\theta) = \log_e L(\theta)$ を最大にする θ は一致する．$\ell_n(\theta)$ のことを**対数尤度関数** (log likelihood function) という．多くの場合，最尤推定値は対数尤度から求める方が計算が簡単である．

例 5.3 成功の確率が p のベルヌイ試行を考える．第 i 回目が成功のとき $Y_i=1$，失敗のとき $Y_i=0$ の値をとる確率変数 Y_i を導入する（このとき，$\sum_{i=1}^{n} Y_i$ は n 回の試行における成功の回数をあらわす）．いま，n 回の試行の結果をそれぞれ $a_1, a_2, \ldots, a_n$ であらわす．つまり，a_i は 0 または 1 の値をとる Y_i の実現値である．実現値 $a_1, a_2, \ldots, a_n$ を得たときの p の最尤推定値を求めよ．

解． $P(Y_i = a_i) = p^{a_i}(1-p)^{1-a_i}$ であって，かつ $Y_1, Y_2, \ldots, Y_n$ は互いに独立であるから，尤度関数 L は，次式で与えられる．

$$L(p) = \prod_{i=1}^{n} p^{a_i}(1-p)^{1-a_i} = p^T(1-p)^{n-T},$$

ただし, $T = \sum_{i=1}^{n} a_i$. よって, 対数尤度関数は

$$\ell(p) = T \log_e p + (n - T) \log_e (1 - p)$$

$d\ell(p)/dp = 0$ とおき極大値を求めると, これは最大値でもあり, 解は

$$p = \hat{p} = \frac{T}{n} = \frac{1}{n} \sum_{i=1}^{n} a_i,$$

で与えられる. すなわち, p の最尤推定値は $\hat{p} = \sum_{i=1}^{n} a_i/n$, つまり, 相対頻度である.

5.2.3.2 回帰直線の推定

尤度関数を求めるために, データ $(a_1, x_1), (a_2, x_2), \ldots, (a_n, x_n)$ を確率標本 $(Y_1, x_1), (Y_2, x_2), \ldots, (Y_n, x_n)$ の実現値とみなす, ただし $x_1, x_2, \ldots, x_n$ は与えられた定数である. このとき, (5.5) 式に対応させて Y_i の構造を

$$Y_i = \beta_0 + \beta_1 x_i + \epsilon_i \tag{5.13}$$

と仮定する. ここに, ϵ_i は誤差をあらわす確率変数である. 最尤法が最小二乗推定法と異なるところは, ϵ_i に確率分布を仮定するところである.

$\epsilon_1, \epsilon_2, \ldots, \epsilon_n$ は互いに独立に, 同一の正規分布 $N(0, \sigma^2)$ にしたがうと仮定する.

このとき, 定理 3.7 より, $Y_1, Y_2, \ldots, Y_n$ は互いに独立に, 同一の正規分布 $N(\beta_0 + \beta_1 x_i, \sigma^2)$ にしたがう. すなわち, Y_i は, 次の確率密度関数にしたがって分布する.

$$f_i(y) = \frac{1}{\sqrt{2\pi\sigma^2}} \exp\{-\frac{(y - \beta_0 - \beta_1 x_i)^2}{2\sigma^2}\}$$

したがって，データ $(a_1, x_1), (a_2, x_2), \ldots, (a_n, x_n)$ を得たときの尤度関数は

$$L(\beta_0, \beta_1, \sigma^2) = \prod_{i=1}^{n} f_i(a_i)$$

$$= \prod_{i=1}^{n} \frac{1}{\sqrt{2\pi\sigma^2}} \exp\{-\frac{(a_i - \beta_0 - \beta_1 x_i)^2}{2\sigma^2}\} \quad (5.14)$$

となる．σ^2 が推定されるべき未知パラメータに加わっていることに注意したい．対数尤度関数は，

$$\ell(\beta_0, \beta_1, \sigma^2) = -\frac{1}{2\sigma^2} \sum_{i=1}^{n} (a_i - \beta_0 - \beta_1 x_i)^2 - \frac{n}{2} \log_e(2\pi\sigma^2) \quad (5.15)$$

で与えられる．

(5.15) 式から，対数尤度関数を最大にする β_0, β_1 は，(5.7) 式で与えられた Q を最小にする β_0, β_1 と一致することが分かる．つまり回帰直線の推定問題では，β_0, β_1 の最小二乗推定値と最尤推定値は一致する．また，σ^2 の最尤推定値も，(5.15) 式を最大にすることによって，次のように与えられる．

$$\hat{\sigma}^2 = \frac{1}{n} \sum_{i=1}^{n} (y_i - \hat{\beta}_0 - \hat{\beta}_1 x_i)^2. \quad (5.16)$$

注 5.4 最小二乗推定値と最尤推定値が常に一致するとは限らない．

5.2.4 最小二乗推定量・最尤推定量の性質

最小二乗推定値・最尤推定値は，データから算出された値であった．これらの推定値の性質を調べるには，データのバラツキを確率分布であらわし，最小二乗推定値・最尤推定値もまたバラツキに支配された確率標本の関数，つまり確率分布にしたがう確率変数としてとらえなおしておくことが必要であ

る.とらえなおされた関数のことを一般に**統計量 (statistics)** といい,個別的には**最小二乗推定量 (least squares estimator)**, **最尤推定量 (maximum likelihood estimator)** などとよぶ.本節では,これらの推定量の性質について述べたいが,理論的な展開は本書のレベルを超えるので他書に譲り,バイオ統計を実践する際に知っておくべき重要な性質だけを要約する.

定理 5.4 次が成り立つ.
(1) (最尤推定量の一致性) θ の最尤推定量 $\hat{\theta}_{ML}$ は θ の不偏推定量になるとは限らない.しかし,標本の個数 n を大きくすると $\hat{\theta}_{ML}$ は限りなく θ に近づく.
(2) (最尤推定量の漸近正規性) 標本の個数 n が十分大きいとき $\hat{\theta}_{ML}$ をその標準誤差 (SE) で標準化した

$$\frac{\hat{\theta}_{ML} - \theta}{\mathrm{SE}}$$

の分布は,標準正規分布 $N(0,1)$ で近似できる.
(3) 標本数 n が大きいとき,最尤推定量は最も高い精度をもつ推定量である.

注 5.5 σ^2 の最尤推定量は,(5.16) 式で次のように与えられた.

$$\hat{\sigma}^2 = \frac{1}{n} \sum_{i=1}^{n} (Y_i - \hat{\beta}_0 - \hat{\beta}_1 x_i)^2$$

この推定量は σ^2 の不偏推定量ではない.σ^2 の不偏推定量は,次で与えられることが知られている.

$$S_n^2 = \frac{1}{n-2} \sum_{i=1}^{n} (Y_i - \hat{\beta}_0 - \hat{\beta}_1 x_i)^2$$

上の (5.12) 式で与えられた $\hat{\beta}_1$ の分散は,未知の σ^2 を含んでいる.この σ^2 を S_n^2 で置き換えれば,$\hat{\beta}_1$ の分散の推定値が得られる.

演習問題 5.3

1. 表 5.2 は，海洋で捕獲したイルカ 5 頭の血液中の PCB の量と年齢である．PCB の量と年齢の回帰直線を求めよ．さらに，データの散布図を描き，求めた回帰直線を図示せよ．

表 5.2 イルカ血液中の PCB の量（単位 μg）

年齢 (X)	3	9	13	21	32
PCB(Y)	1.5	9.1	5.8	17.6	15.1

2. 表 5.3 は，10 人の母親母乳中の脂肪 1g に含まれるダイオキシン（単位 pg）と農薬 DDT（単位 μg）の量である．ダイオキシンを x，DDT を y として，回帰直線を推定せよ．また，データの散布図を描き，求めた回帰直線を図示せよ．

表 5.3 母親母乳中のダイオキシン (pg) と DDT(μg) の量

項目/id	1	2	3	4	5	6	7	8	9	10
ダイオキシン (X)	29.4	38.8	16.6	28.5	22.4	19.6	41.0	18.9	28.0	46.9
DDT(Y)	635	768	99	234	349	447	743	262	436	982

5.3 区間推定

5.3.1 1 標本：母集団が正規分布にしたがう場合

母集団が正規分布にしたがって分布していると仮定する．目的は，この母集団から抽出された確率標本に基づいて，母集団分布の平均を推定することである．3 章で学んだ重要な事柄を，まず数学的事実としてまとめ，次に母集団

分布の平均を推定するための信頼区間を構成する．

> **[数学的事実 5.1]**
> 正規分布 $N(\mu, \sigma^2)$ に従う母集団から抽出された大きさ n の確率標本から作られた標本平均 $\bar{X}$ は正規分布 $N(\mu, \sigma^2/n)$ にしたがう．

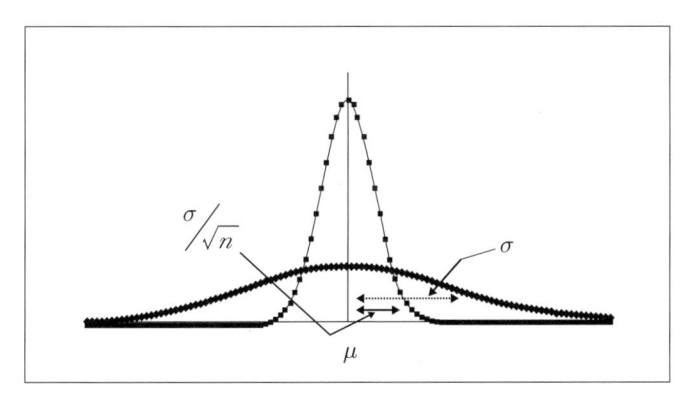

図 5.6 に母集団分布 $N(\mu, \sigma^2)$ と $N(\mu, \sigma^2/n)$ の確率密度関数を図示した．図より標本の大きさ n を増やせば増やすほど $\bar{X}$ の分布は母集団平均 μ の周りに集中してくること，すなわち標本平均 $\bar{X}$ で μ を推定するとき，n を増やせば推定精度が高くなることが分かる．

図 **5.6** 正規分布 $N(\mu, \sigma^2)$ と $N(\mu, \sigma^2/n)$

> **[数学的事実 5.2]**
> 正規分布 $N(\mu, \sigma^2)$ にしたがう母集団から抽出された大きさ n の確率標本から作られた標本平均 $\bar{X}$ について，$\bar{X}$ を標準化した
> $$Z = \frac{\bar{X} - \mu}{\sqrt{\sigma^2/n}} \tag{5.17}$$
> は標準正規分布 $N(0, 1)$ にしたがう．

図 5.7 に標準正規分布 $N(0,1)$ を図示した. 図で示されているように Z が標準正規分布にしたがうとき

$$P(|Z| \le 1.96) = 0.95, \qquad P(|Z| \le 1.64) = 0.90$$

である. (5.17) 式を代入すると, 次が導かれる.

$$\begin{aligned} 0.95 &= P(|Z| \le 1.96) \\ &= P(|\frac{\sqrt{n}(\bar{X} - \mu)}{\sigma}| \le 1.96) \end{aligned}$$

不等式

$$\left|\frac{\sqrt{n}(\bar{X} - \mu)}{\sigma}\right| \le 1.96$$

は, 次のように変形できる.

$$\bar{X} - 1.96\frac{\sigma}{\sqrt{n}} \le \mu \le \bar{X} + 1.96\frac{\sigma}{\sqrt{n}}$$

したがって, 上の式は区間

$$\left(\bar{X} - 1.96\frac{\sigma}{\sqrt{n}},\ \bar{X} + 1.96\frac{\sigma}{\sqrt{n}}\right) \tag{5.18}$$

に母集団分布の平均 μ が入る確率が 95% であることを示している.

定義 5.5 区間 (5.18) のことを**信頼度 (confidence level) 95%**の μ の**信頼区間 (confidence interval)** という. 同様に, 区間

$$\left(\bar{X} - 1.64\frac{\sigma}{\sqrt{n}},\ \bar{X} + 1.64\frac{\sigma}{\sqrt{n}}\right)$$

のことを**信頼度 90%**の μ の信頼区間という.

上で与えた信頼区間は σ^2 が既知の場合しか使えない. 医学の多くの問題では σ^2 は未知であり, 上の信頼区間は適用できない. σ^2 が未知のときは, σ^2 をその不偏推定量

5.3 区間推定

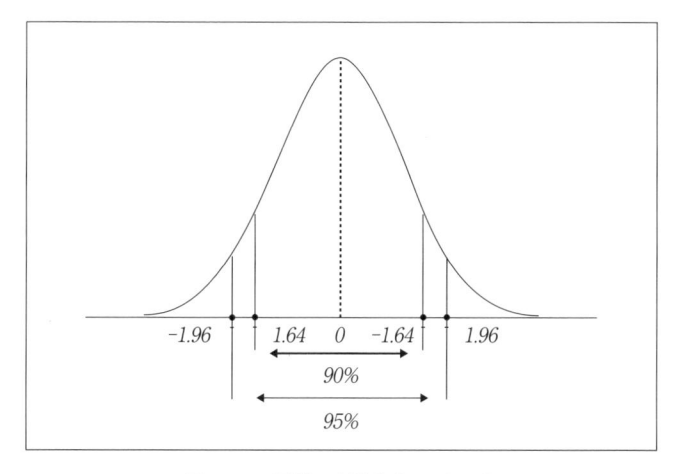

図 5.7 標準正規分布 $N(0,1)$

$$S^2 = \frac{1}{n-1}\sum_{i=1}^{n}(X_i - \bar{X})^2$$

で置き換えておけばよさそうである．ところが，このとき

$$T = \frac{\bar{X} - \mu}{S/\sqrt{n}}$$

はもはや標準正規分布 $N(0,1)$ にはしたがわない．S という不確実要素が分母に加わるからである．その不確実性は σ^2 を推定量する S^2 の精度に係わっている．いい換えれば，何個のデータから S^2 が作られているかに依存する．T の分布関数に関して，3節で学習した次の数学的事実を思い出してほしい．

[**数学的事実 5.3**]　正規分布 $N(\mu, \sigma^2)$ に従う母集団から抽出された大きさ n の確率標本から作られた標本平均 $\bar{X}$ と標本分散 S^2 に対して

$$T = \frac{\bar{X} - \mu}{S/\sqrt{n}} \tag{5.19}$$

は自由度 $n-1$ の t 分布にしたがう．

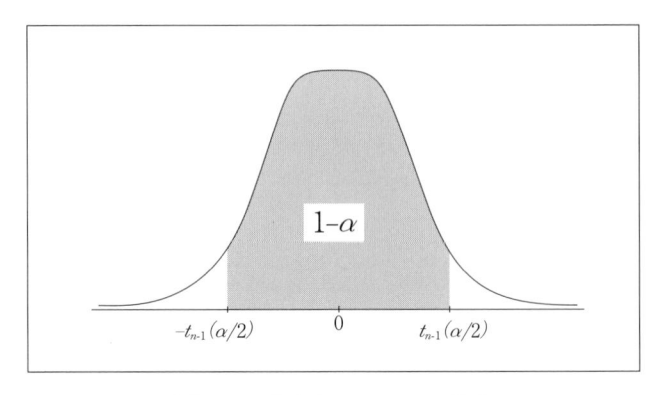

図 5.8 自由度 $n-1$ の t 分布

数学的事実 5.3 より, 次が成り立つ (図 5.8 参照).

$$P\left(|T| \leq t_{n-1}(\alpha/2)\right) = 1 - \alpha, \tag{5.20}$$

ただし, $t_{n-1}(\alpha/2)$ は自由度 $n-1$ の t 分布の上側 $\alpha \times 100\%$ 点である. 上と同様に, (5.19) を代入して整理すると母集団分布の平均 μ の信頼度 $1 - \alpha$ の信頼区間は, 次で与えられる.

母集団分布の平均 μ の信頼区間 (信頼度 $1 - \alpha$)

$$\bar{X} - t_{n-1}(\alpha/2)\mathrm{SE}(\bar{X}) < \mu < \bar{X} + t_{n-1}(\alpha/2)\mathrm{SE}(\bar{X}),$$

ただし, $t_{n-1}(\alpha/2)$ は自由度 $n-1$ の t 分布の上側 $\alpha \times 100\%$ 点, $\mathrm{SE}(\bar{X})$ は $\bar{X}$ の標準誤差, すなわち

$$\mathrm{SE}(\bar{X}) = \frac{S}{\sqrt{n}}, \qquad (S^2 = \frac{1}{n-1}\sum_{i=1}^{n}(X_i - \bar{X})^2)$$

である.

表 5.4 に, 自由度 k が $5 \sim 160$ のときの $t_k(0.025)$ の値を与えた. 表より,

$t_k(0.025)$ は自由度が大きくなると減少し，自由度が 160 のとき，ほぼ 1.96 になる．すなわち，t 分布から作られる信頼度 95% の上の信頼区間と，σ^2 を既知とした信頼区間は，ほぼ一致する．

表 **5.4** t 分布の上側 2.5% 点

自由度 (k)	5	10	40	80	160
$t_k(0.025)$	2.57	2.23	2.02	1.99	1.97

注 5.6 $t_\nu(\alpha)$ の値は，統計学関係の多くのテキスト巻末に与えられた t 分布表から求めることができる．Excel でも次のようにして求めることができる．(i) Excel 上部の窓にある関数キー f_x をクリックし統計関数を開く，(ii) 統計関数の中から TINV を開き，確率，自由度をインプットする．このとき TINV は両側確率を算出することに注意することが重要である．すなわち $t_\nu(\alpha)$ は上側 α 確率であったから，TINV にインプットする確率は 2α でなければならない．例えば，$t_2(0.025)$ を求めるには，TINV に確率=0.05，自由度=2 をインプットしなければならない．

例 5.4 自由度 2, 5, 80 のときの μ の信頼度 95% の信頼区間は，次のようである．

自由度=2 のとき： $\bar{X} - 4.30\frac{S}{\sqrt{3}} < \mu < \bar{X} + 4.30\frac{S}{\sqrt{3}}$.

自由度=5 のとき： $\bar{X} - 2.57\frac{S}{\sqrt{6}} < \mu < \bar{X} + 2.57\frac{S}{\sqrt{6}}$.

自由度=80 のとき： $\bar{X} - 1.99\frac{S}{\sqrt{81}} < \mu < \bar{X} + 1.99\frac{S}{\sqrt{81}}$.

注 5.7 信頼区間の幅は，自由度が大きくなるにしたがって狭くなる．自由度はデータの個数 -1 であるから，これはデータを取ればとるほど μ の推測

に対する精度（信頼度）が上がることを意味している.

例 5.5 Y 先生の血圧データ（表 4.1）から Y 先生の血圧の信頼度 95％の信頼区間を求めよ.

解 表 4.1 より $\bar{X} = 136, S^2 = 116$. 自由度はデータの個数 -1 であるから 9 である. よって, $t_9(0.025) = 2.26$. これらを, 上の式に代入すると, 求める信頼区間は $(128.3, 143.7)$.

演習問題 5.4 表 5.5 は, 6 日間, 毎朝 7 時に測定した入院患者 M.A. さんの拡張期血圧である. M.A. さんの拡張期血圧の信頼度 95％の信頼区間を求めよ.

表 5.5 M.A. さんの拡張期血圧 （単位 mmHg）

	1	2	3	4	5	6
血圧	86	92	88	94	89	88

5.3.2 2 標本：標本が正規分布にしたがい $\sigma_X^2 = \sigma_Y^2$ の場合

次の例をイメージして一般的な信頼区間を構成し, 最後に例の解を与える.

> **例 5.6** 表 5.6 は, ある化学物質を食餌にまぜた群（処理群）と混ぜない群（対照群）をつくりラットを一定期間飼育したときのラットの体重増加量である. 両群の体重増加量の差の信頼度 95％の信頼区間を求めよ.

処理群のデータを, 正規分布 $N(\mu_X, \sigma_X^2)$ にしたがう母集団から抽出された m 個 $(m = 3)$ の確率標本 $X_1, X_2, \ldots, X_m$, 対照群のデータを正規分布 $N(\mu_Y, \sigma_Y^2)$ にしたがう母集団から抽出された大きさ n 個 $(n = 5)$ の確率標

表 **5.6** ラットの体重増加量 (単位 g)

	データ	平均	標本分散
処理群 (X)	10, 5, 6	7	7
対照群 (Y)	16, 12, 22, 8, 17	15	28

本 $Y_1, X_2, \ldots, Y_n$ とみなし，かつ $\sigma_X^2 = \sigma_Y^2$ と仮定できる場合に信頼区間を構成する．このとき，基本になるのは3節（定理3.16）で学習した次の数学的事実である．

［**数学的事実 5.4**］ 処理群のデータを，正規分布 $N(\mu_X, \sigma_X^2)$ にしたがう母集団から抽出された大きさ m の確率標本，対照群のデータを正規分布 $N(\mu_Y, \sigma_Y^2)$ にしたがう母集団から抽出された大きさ n の確率標本として $\sigma_X^2 = \sigma_Y^2$ を仮定するとき

$$T = \frac{(\bar{X} - \bar{Y}) - (\mu_X - \mu_Y)}{\text{SE}} \quad (5.21)$$

は自由度 $m + n - 2$ の t 分布にしたがう．ただし，SE は $\bar{X} - \bar{Y}$ の標準誤差，すなわち

$$\text{SE} = \sqrt{\left(\frac{1}{m} + \frac{1}{n}\right) \frac{1}{m+n-2} \left((m-1)S_X^2 + (n-1)S_Y^2\right)}. \quad (5.22)$$

S_X^2, S_Y^2 は $X_1, X_2, \ldots, X_m$, および $Y_1, Y_2, \ldots, Y_n$ の標本分散である．

(5.21)式の T を (5.20) 式に代入して，自由度が $m+n-2$ に変わったことに注意すると，次が導かれる．

$$P\left(\left|\frac{(\bar{X} - \bar{Y}) - (\mu_X - \mu_Y)}{\text{SE}}\right| \leq t_{m+n-2}(\alpha/2)\right) = 1 - \alpha$$

よって，信頼度 $1-\alpha$ の $\mu_X - \mu_Y$ の信頼区間は次のように与えられる．

> 母集団分布の平均の差 $\mu_X - \mu_Y$ の信頼区間（信頼度 $1-\alpha$）
>
> $$\left(\bar{X} - \bar{Y} - t_{m+n-2}(\alpha/2)\text{SE},\ \bar{X} - \bar{Y} + t_{m+n-2}(\alpha/2)\text{SE}\right),$$
>
> ただし，SE は，(5.22) 式で与えられている．

例 5.6 の解． 処理群，対照群のデータがともに正規分布にしたがい，かつ $\sigma_X^2 = \sigma_Y^2$ であると仮定して，上で構成した信頼区間を算出する．表より，$\bar{X} = 7,\ S_X^2 = 7;\ \bar{Y} = 15,\ S_Y^2 = 28$，また，自由度は $m + n - 2 = 6$ で $t_6(0.025) = 2.45$．よって

$$\text{SE} = \sqrt{\left(\frac{1}{3} + \frac{1}{5}\right)\frac{1}{6}(2 \times 7 + 4 \times 28)} = 3.35$$

よって，求める信頼区間は

$$\left((7-15) - 2.45 \times 3.35, (7-15) + 2.45 \times 3.35\right) = (-16.21, 0.21).$$

演習問題 5.5 成長に影響を与える可能性が疑われているある食品添加剤について，60 頭のラットを 30 頭から成る 2 群にランダムに分け，一方の群（処理群）には食品添加剤をまぜた食餌，他方の群（対照群）はまぜない食餌を与えて一定期間飼育し，ラットの体重増加を調べてところ，処理群の体重増加量の平均は 10g，標本分散は 22，対照群の体重増加量の平均は 20g，標本分散は 30 であった．両群の体重増加量の差の信頼度 95%の信頼区間を求めよ．

注 5.8 標本が正規分布にしたがうけれども $\sigma_X^2 = \sigma_Y^2$ が仮定できない場合，上の信頼区間は妥当性を失う．統計量 T はこのとき t 分布にしたがわないからである．自由度を調整して信頼区間を構成する方法が提案されているが，本書のレベルを超えるので割愛する．

表 5.7 術前, 術後の胃酸の強さ

id	1	2	3	4	5	6	7	8	9	10
術前	93.6	86.9	73.9	97.2	90.1	80.9	76.2	90.6	99.7	93.3
術後	32.6	57.3	95.3	12.7	35.9	80.1	94.5	87.7	87.5	87.6

5.3.3 対応がある2標本：標本が正規分布にしたがう場合

> **例 5.7** 胃の手術では，術前と術後で胃酸の強さが変化する可能性がある．表5.7は，このことを調べるために行われた研究 (Mori, et.al, 2007) から抽出した10人の患者について術前, 術後に24時間連続して胃酸を計測して24時間中pHが4以下であった時間の割合を与えたものである．データが正規分布にしたがうことを仮定して術前, 術後の胃酸の強さの差の信頼度95%の信頼区間を求めよ．

術前と術後のデータは2標本データのように見えるが，同一の患者からとられたという点で，上の2標本データとは本質的に異なっている．このようなデータは**対応がある**データ (paired data) とよばれ，上の2標本の場合とは異なった解析が必要とされる．対応があるデータの信頼区間について考えよう．

$(X_1, Y_1), (X_2, Y_2), \ldots, (X_n, Y_n)$ を n 人の患者データに対応する，互いに独立な2次元の確率標本とする．同一患者から採られているので X_i と Y_i は独立ではない．しかし，その差 $X_1 - Y_1, X_2 - Y_2, \ldots, X_n - Y_n$ は互いに独立である．次の数学的事実は，3章で学習したことをまとめたものである．

> [数学的事実 5.5] $X_1, X_2, \ldots, X_n$ を正規分布 $N(\mu_X, \sigma_X^2)$ にしたがう確率変数, $Y_1, Y_2, \ldots, Y_n$ を正規分布 $N(\mu_Y, \sigma_Y^2)$ にしたがう確率変数とする. このとき, 次が成り立つ.
>
> (1) $X_1 - Y_1, X_2 - Y_2, \ldots, X_n - Y_n$ は互いに独立で, それぞれ正規分布 $N(\mu_X - \mu_Y, \sigma_X^2 + \sigma_Y^2)$ にしたがう.
>
> (2) $(1/n) \sum_{i=1}^{n} (X_i - Y_i) = \bar{X} - \bar{Y}$ は正規分布 $N(\mu_X - \mu_Y, (\sigma_X^2 + \sigma_Y^2)/n)$ にしたがう.
>
> (3) 次の Z は標準正規分布 $N(0,1)$ にしたがう.
>
> $$Z = \frac{(\bar{X} - \bar{Y}) - (\mu_X - \mu_Y)}{\sqrt{(\sigma_X^2 + \sigma_Y^2)/n}}$$
>
> (4) 次の T は自由度 $n-1$ の t 分布にしたがう.
>
> $$T = \frac{(\bar{X} - \bar{Y}) - (\mu_X - \mu_Y)}{\mathrm{SE}(\bar{X} - \bar{Y})}, \tag{5.23}$$
>
> ただし, $\mathrm{SE}(\bar{X} - \bar{Y})$ は, $\bar{X} - \bar{Y}$ の標準誤差, すなわち
>
> $$\mathrm{SE}(\bar{X} - \bar{Y}) = \sqrt{\frac{1}{n} \frac{1}{n-1} \sum_{i=1}^{n} \left((X_i - Y_i) - (\bar{X} - \bar{Y}) \right)^2}. \tag{5.24}$$

数学的事実 5.5 より, 次が成り立つ.

$$P\left(|T| \leq t_{n-1}(\alpha/2) \right) = 1 - \alpha$$

よって, (5.23) 式の T を代入して整理すると, 次を得る.

表 5.8 術前, 術後の胃酸の強さ

id	1	2	3	4	5	6	7	8	9	10	平均	分散
術前 (X)	93.6	86.9	73.9	97.2	90.1	80.9	76.2	90.6	99.7	93.3	88.2	
術後 (Y)	32.6	57.3	95.3	12.7	35.9	80.1	94.5	87.7	87.5	87.6	67.1	
$X - Y$	61	29.6	-21.4	84.5	54.2	0.8	-18.3	2.9	12.2	5.7	21.1	1244.2

> **［対応がある2標本の差の信頼区間］** （信頼度 $1 - \alpha$）
> $$\left(\bar{X} - \bar{Y} - t_{n-1}(\alpha/2)\mathrm{SE}(\bar{X} - \bar{Y}),\ \bar{X} - \bar{Y} + t_{n-1}(\alpha/2)\mathrm{SE}(\bar{X} - \bar{Y})\right).$$
> ただし $\mathrm{SE}(\bar{X} - \bar{Y})$ は, (6.4) 式で与えられている.

例 5.7 の解 表 5.7 より, 表 5.8 を作る.
表 5.8 より $\bar{X} - \bar{Y} = 21.12$, $\mathrm{SE}(\bar{X} - \bar{Y}) = \sqrt{\frac{1}{10}1244.19} = 11.154$. 自由度は $n - 1 = 9$ で $t_9(0.025) = 2.26$. よって, 求める信頼区間は

$$(21.12 - 2.26 \times 11.154,\ 21.12 + 2.26 \times 11.154) = (-4.09,\ 46.33).$$

表 5.9 運動療法前後の血圧 （単位 mmHg）

	1	2	3	4	5	6	7	8
運動療法前 (X)	137	152	165	142	130	152	142	148
運動療法後 (Y)	135	146	158	135	139	147	145	135

演習問題 5.6 ある運動療法の効果を調べるため, 運動療法の前後で収縮期血圧が測定された. 表 5.9 は, その中から抽出した 8 人のデータである. 運動療法の前後の血圧の差の信頼度 95% の信頼区間を求めよ.

5.3.4 標本が正規分布にしたがわないとき

前節の信頼区間は, 確率標本 $X_1, X_2, \ldots, X_n$ が正規分布にしたがっている

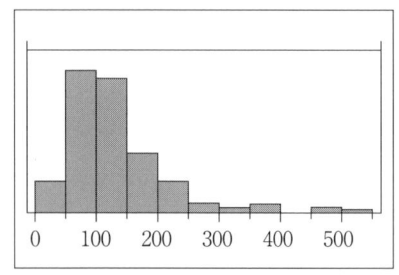

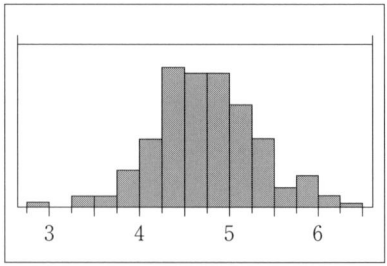

図 5.9 計測データ（左）とその対数変換値（右）のプロット

ことを前提にしている．正規分布にしたがっていなくても，標本の大きさ n が 30 以上あれば近似的に適用できる（定理 3.20（中心極限定理）参照）．しかし，正規分布にしたがっておらず，しかも標本数が少ない場合は近似の精度がよくない，つまり信頼度 95% といいながら実際にはこの信頼度が保障されない．医学データは，正規分布にしたがわない場合が多い．このとき，データを適当に変換してその分布を正規分布に近づけておいて上の信頼区間を作る工夫が必要である．

例 5.8 図 5.9 の左図は，124 人の母親から計測した母乳に含まれた母乳 1g 当りの PCB の量のヒストグラムである．分布の右すそが長引いているのが特徴である．医学データでは，このような右すそが長引いた分布のデータが多い．これに対して，図 5.9 の右図は左図のデータを $\log_e$ で対数変換したデータのヒストグラムである．右図と比べると，ヒストグラムの形状が左右対称に近くなっており，このデータなら正規分布で近似しても良さそうなことが分かる．

問題は，X_i の期待値 $\theta = E(X_i), (i = 1, 2, \ldots, n)$，の信頼区間を求めることであるから，変換した場合，求まった信頼区間を逆変換して θ の信頼区間に直しておく必要がある．例えば，$\log_e$ 変換したデータから期待値の信頼度 95% の信頼区間を作る場合は次のようである．$Y_i = \log_e X_i$ とおく．Y_i の期

待値 μ と θ との間に近似的関係

$$\mu \approx \log_e \theta$$

が成り立つこと，さらに，対数関数は，単調増加関数で，かつ指数関数の逆数，すなわち

$$\exp(\log_e x) = x$$

であることに注意しよう．いま，$Y_1, Y_2, \ldots, Y_n$ が互いに独立に同一の正規分布 $N(\mu, \sigma^2)$ にしたがうと仮定して，上述の方法で信頼度 $1-\alpha$ の μ の信頼区間 (a, b) が求まったとする．この区間は，次をみたす．

$$P(a < \log_e \theta < b) = 1 - \alpha.$$

したがって

$$P\left(e^a < \theta < e^b\right) = 1 - \alpha$$

すなわち，(e^a, e^b) が θ の信頼度 $1-\alpha$ の信頼区間となる．

例 5.9 図 5.9 の PCB データについて，第 i 個体の母乳 1g 中の PCB の量を X_i として，$Y_i = \log_e X_i$ とおき，Y_i の分布を正規分布で近似する．Y_i の平均値，標準偏差が次のように与えられている．

　　平均値： $\bar{Y} = 4.736$,　　標準偏差： $S_Y = 0.583$
母乳 1g 中に含まれる PCB の量の信頼度 95% の信頼区間を求めよ．

解． 問題は X_i の期待値 $\theta = E(X_i)$ の信頼区間を求めることである．いま，$\mu \approx \log_e \theta$ の信頼度 95% の信頼区間は

$$4.736 \pm 0.583 \frac{1}{\sqrt{124}} = \begin{cases} 4.684 & \text{下限}, \\ 4.788 & \text{上限}. \end{cases}$$

$e^{4.684} = 108.2$, $e^{4.788} = 120.1$ である．よって．θ の信頼度 95% 信頼区間は $(108.2, 120.1)$ となる．

表 5.10 治療群の成績

	有効	無効	計
治療群	50	26	76
対照群	38	41	79

5.3.5 比率の信頼区間

次の例をイメージして,信頼度 95% の信頼区間を構成する.

> **例 5.10** 表 5.10 は,2 群並行臨床試験における治療群と対照群の成績である. 治療群の有効率の信頼度 95% の信頼区間を求めよ.

表 5.10 のデータを,ベルヌイ試行を 76 回行ったとき 50 回成功が起こったデータとみなす. このとき, 成功の確率 p が有効率に対応する. また, 成功の回数 X は二項分布 $B(n, p)$ にしたがう. 有効率 p の推定値は $\hat{p} = X/n$ である. 二項分布の正規近似より X を標準化した

$$Z = \frac{X - np}{\sqrt{np(1-p)}}$$

は n が大きいとき, 近似的に標準正規分布に従う (定理 3.7). 次の数学的事実は, Z の式で, 分母の p を $\hat{p}$ で置き換えても, 近似的に正規性が成り立つことを示している. このことは, 3 章では証明しなかったが重要であるの数学的事実として与えておく.

> **[数学的事実 5.6]**
> X が二項分布 $B(n, p)$ にしたがい n が大きいとき, 次の Z は近似的に標準正規分布 $N(0,1)$ にしたがう.
> $$Z = \frac{X - np}{\sqrt{n\hat{p}(1-\hat{p})}}. \tag{5.25}$$

X が二項分布 $B(n, p)$ にしたがい n が大きいとき, 数学的事実 5.6 より

$$0.95 = P(|Z| \leq 1.96) = P\left(\left|\frac{X - np}{\sqrt{n\hat{p}(1-\hat{p})}}\right| \leq 1.96\right).$$

いま, 不等式 $\left|\frac{X-np}{\sqrt{n\hat{p}(1-\hat{p})}}\right| \leq 1.96$ は

$$\frac{X}{n} - 1.96\sqrt{\frac{\hat{p}(1-\hat{p})}{n}} \leq p \leq \frac{X}{n} + 1.96\sqrt{\frac{\hat{p}(1-\hat{p})}{n}}$$

と変形できる. また, $\hat{p} = X/n$ で, $\hat{p}$ の SE (標準誤差) が $\sqrt{\hat{p}(1-\hat{p})/n}$ であることから, 次を得る.

比率の信頼区間 X が二項分布 $B(n, p)$ にしたがい n が大きいとき, 信頼度 95% の p の信頼区間は, 次で与えられる.

$$\left(\hat{p} - 1.96\mathrm{SE}(\hat{p}),\ \hat{p} + 1.96\mathrm{SE}(\hat{p})\right),$$

ただし, $\hat{p} = X/n$, $\mathrm{SE}(\hat{p}) = \sqrt{\hat{p}(1-\hat{p})/n}$ である.

例 5.10 の解 $n=76$, $X = 50$. よって $\hat{p} = 50/76 = 0.658$, $SE(\hat{p}) = \sqrt{0.658(1 - 0.658)/76} = 0.054$. よって, 信頼度 95% の p の信頼区間は

$$(0.658 - 1.96 \times 0.054,\ 0.658 + 1.96 \times 0.054) = (0.55,\ 0.76).$$

演習問題 5.7 表 5.10 において, 対照群の有効率の信頼度 95% の信頼区間を求めよ.

5.3.6 比率の差の信頼区間

次の例をイメージして, 信頼度 95% の信頼区間を構成する.

例 5.11 表 5.10 で与えられた 2 群並行臨床試験において, 治療群と対照群の有効率の差の信頼度 95% の信頼区間を求めよ.

上と同様に, 治療群の有効数 X は二項分布 $B(n_1, p_1)$ にしたがい, 対照群の有効数 Y は二項分布 $B(n_0, p_0)$ にしたがい, X と Y が互いに独立である, と仮定する. このとき, 3 章で学習したこと, および数学的事実 5.6 と同様に, 次の数学的事実が導かれる.

[数学的事実 5.7]
X, Y が, それぞれ二項分布 $B(n_1, p_1), B(n_0, p_0)$ にしたがうとする. $\hat{p}_1 = X/n_1, \hat{p}_0 = Y/n_0$ とおくとき, 次が成り立つ.
(1) $\hat{p}_1 - \hat{p}_0$ は n_1, n_0 が大きいとき近似的に

$$\text{平均}: p_1 - p_0, \quad \text{分散}: \frac{p_1(1-p_1)}{n_1} + \frac{p_0(1-p_0)}{n_0}$$

の正規分布にしたがう.
(2) 次の Z は, n_1, n_0 が大きいとき近似的に標準正規分布 $N(0,1)$ にしたがう.

$$Z = \frac{\hat{p}_1 - \hat{p}_0 - (p_1 - p_0)}{\text{SE}_{10}}, \tag{5.26}$$

ただし

$$\text{SE}_{10} = \sqrt{\frac{\hat{p}_1(1-\hat{p}_1)}{n_1} + \frac{\hat{p}_0(1-\hat{p}_0)}{n_0}}. \tag{5.27}$$

(5.26) において不等式 $|Z| \leq 1.96$ は

$$\hat{p}_1 - \hat{p}_0 - 1.96\text{SE}_{10} \leq p_1 - p_0 \leq \hat{p}_1 - \hat{p}_0 + 1.96\text{SE}_{10}$$

と変形でき,さらに $P(|Z| \leq 1.96) = 0.95$ であることから,次を得る.

比率の差の信頼区間 X, Y が,それぞれ二項分布 $B(n_1, p_1)$, $B(n_0, p_0)$ にしたがうとき $p_1 - p_0$ の信頼度95%の信頼区間は, n_1, n_0 が大きいとき,近似的に次で与えられる.

$$\left(\hat{p}_1 - \hat{p}_0 - 1.96 \mathrm{SE}_{10},\ \hat{p}_1 - \hat{p}_0 + 1.96 \mathrm{SE}_{10}\right),$$

ただし, $\hat{p}_1 = X/n_1$, $\hat{p}_0 = Y/n_0$, SE_{10} は (5.27) 式で与えられている.

例 5.11 の解

$$\hat{p}_1 - \hat{p}_0 = \frac{50}{76} - \frac{38}{79} = 0.658 - 0.481 = 0.177$$

$$\mathrm{SE}_{10} = \sqrt{\frac{1}{76}\frac{50}{76}\frac{26}{76} + \frac{1}{79}\frac{38}{79}\frac{41}{79}} = 0.078.$$

よって,求める信頼度95%の信頼区間は

$$(0.177 - 1.96 \times 0.078,\ 0.177 + 1.96 \times 0.078) = (0.024,\ 0.33).$$

演習問題 5.8 臨床試験において,プラセボ群 ($n_1 = 50$) 中,(改善または著明改善) が見られた患者は 10 人であった.治療群 ($n_0 = 48$) では 35 人であった.治療群とプラセボ群の有効率 (改善または著明改善) の差の,信頼度95%の信頼区間を求めよ.

第6章 検定

統計的検定は，医学研究で頻繁に適用されているが，誤用も多いようである．本章では，検定の基本的な考え方やその特徴について学習する．特に，誤用を防ぐために第一種および第二種の誤りやこれらの誤りに関連したp値および検出力などについて理解を深める．そのあと，平均や，平均の差，および比率や比率の差などを検定する具体的な方法について学習する．

6.1 統計的検定の考え方

表 3.12 の Y 先生の血圧データについて考えてみよう．表 3.12 より血圧を10 回計測した値の平均値および分散は次のようであった．

$$\text{平均値：136,}\quad \text{分散：116}$$

また，Y 先生の血圧は母集団分布の平均として考えればよいということを学んだ（3.4.2 節参照）．表 3.12 のデータから Y 先生の血圧は 130mmHg より高いといえるであろうか．平均値 136mmHg は明らかに 130mmHg より大きい．だからといって，Y 先生の血圧は 130mmHg を超えている，というわけにはいかない．136 はたった 10 個の測定値の平均値であって，データにはバラつきがあるからである．偶然 130 を超えたのかもしれない．実際，表 3.12 をみると 10 個のデータのうち 2 個は 130 より小さい．バラつきを考慮して判断を行うべきである．

Y 先生の血圧は図 6.1 のように，正規分布の平均 μ として定義されたことを思い出してほしい．次のように考えてみてはどうであろうか．

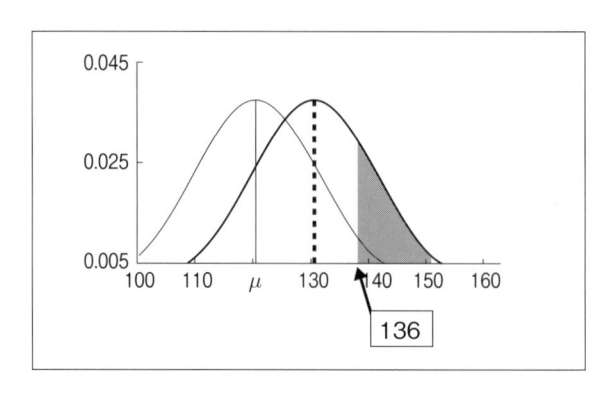

図 6.1　130 以下 vs. 136

- もし，Y 先生の血圧 (μ) が 130mmHg 以下ならば，平均値が 136mmHg を超える確率はいかほどであろうか．
- $\mu \leq 130$ のとき，この確率は算出できない．μ が 130 以下のすべての値をとりえるからである．図 6.1 は，この確率が $\mu = 130$ のとき最も大きいことを示している．$\mu = 130$ としてこの確率，すなわち図 6.1 の塗布部分の面積を算出しておけば良さそうである．
- 図 6.1 から明らかなように，この確率が小さいと，もし Y 先生の血圧が 130mmHg 以下なら，10 回の測定値の平均がバラツキだけのために 136mmHg 以上となる可能性は小さい．血圧が 130mmHg より高くなっているからであると考えるのが妥当ではなかろうか．

上の考え方を定式化しよう．

(1) **有意水準を定める**　上で確率が小さいときバラツキのためではないと判断した．どの程度小さいかという判断の基準を**有意水準 (significance level)** という．有意水準は，α（アルファ）というギリシャ文字で表される．α は，通常 5%，または 1% に定められる．

(2) **帰無仮説と対立仮説を立てる**　「Y 先生の血圧が 130mmHg 以下」を帰無仮説という．これに対して「Y 先生の血圧が 130mmHg より大」を対立仮説という．これらの仮説は，数式的に次のように表される．

帰無仮説 $H_0: \mu \leq 130$

対立仮説 $H_1: \mu > 130$

問われていることは「Y 先生の血圧が 130mmHg より大」か，である．問われていること，あるいは主張したいことを対立仮説にもってくる．これに対して，否定したいこと，すなわち無に帰したいことを帰無仮説にもってきて，帰無仮説 vs. 対立仮説のどちらを選ぶかという判定形式にもちこむ．

(3) **p 値を算出する** 帰無仮説の中でも，対立仮説を選ぶのに最も不利な $\mu = 130$ をとりだして，$\mu = 130$ のとき観測値の平均が 136 以上 である確率を算出する．この確率のことを **p 値 (p-value)** という．

(4) **判定する** 例えば有意水準が (1) で 5% に定められていると，p 値 ≤ 0.05 のとき，帰無仮説を棄却して対立仮説を採択する，すなわち「有意水準 5% で血圧は有意に 130mmHg をこえている (p 値=$\cdots$)」と推論する．また，p 値 > 0.05 のとき，帰無仮説は棄却できない，すなわち「有意水準 5% で血圧は 130mmHg を超えているとはいえない (p 値=$\cdots$)」と推論する．

上の判定形式を注意深く吟味してほしい．この判定形式では，帰無仮説が棄却できれば，主張したかった対立仮説を採択できるエビデンスが与えられるが，帰無仮説が棄却できなかった場合には，帰無仮説を受け入れるためのエビデンスは得られない．Y 先生の血圧は実際には 130mmHg を超えていても，たった 10 回の測定であったためそれが明らかにならなかったということだけかもしれないからである．

定義 6.1 有意水準を定め，帰無仮説と対立仮説を立てて，データから，どちらの仮説が妥当であるかを推論する上のような手続きを**統計的検定 (statistical test)** あるいは**仮説検定 (testing statistical hypothesis)** という．

例 6.1 $\alpha = 0.05$ として，Y 先生の血圧が 130mmHg より大きいかどうかの検定を行え．

解. 表 3.12 のデータに対応する確率変数を $Y_1, Y_2, \ldots, Y_n$ ($n=10$) であらわし, $Y_1, Y_2, \ldots, Y_n$ が互いに独立に, 同一の正規分布 $N(\mu, \sigma^2)$ にしたがうことを仮定する. このとき帰無仮説および対立仮説は, 次のように表現できる.

$$H_0 : \mu \leq 130 \qquad H_1 : \mu > 130$$

p 値を求めよう. 表 3.12 より $\bar{Y}$ の実現値は 136 であったので p 値は次のようにあらわされる.

$$\begin{aligned} \text{p 値} &= P(\bar{Y} \geq 136 \mid \mu = 130) \\ &= P(T > \frac{136 - 130}{S\sqrt{1/n}}). \end{aligned}$$

ただし, $P(A|\mu = 130)$ は $Y_1, Y_2, \ldots, Y_n$ が正規分布 $N(130, \sigma^2)$ にしたがうとしたときの事象 A の確率をあらわす. また T は

$$T = \frac{\bar{Y} - 130}{S\sqrt{1/n}},$$

である. S^2 は σ^2 の不偏推定量をあらわす, すなわち

$$S^2 = \frac{1}{n-1} \sum_{i=1}^{n} (Y_i - \bar{Y})^2$$

である. 数学的事実 5.3 より T は, 帰無仮説 H_0 の下で自由度 $n-1=9$ の t 分布にしたがう統計量である. いま, データから算出した S^2 の値は 116 である. $n=10$ だから, p 値を算出するには自由度 9 の t 分布にしたがう確率変数の値が

$$\frac{136 - 130}{\sqrt{116}\sqrt{1/10}} = 1.76$$

より大きくなる確率を求めればよい. この値は 0.056 である. したがって, 表 3.12 のデータから, 有意水準 5%では, Y 先生の血圧値は 130 を超えるとはいえない (p 値=0.056).

注 6.1 上の例では, p 値=0.056 で 0.006 だけ 5%を上回っていることから

「有意水準5%では血圧値が130を超えるとはいえない」としたが，このような機械的な有意水準の適用には疑問がある．後述するが，p値はデータの個数を増やせば小さくなるという特徴がある．したがって，たった10個のデータからp値=0.056が得られていることを考慮すると，ここでは「Y先生の血圧は有意に130を超えている（p値=0.056）」と推論するのが妥当である．有意水準は，一つの目安として柔軟にとらえておきたい．

注 6.2 T_k が自由度 k の t 分布にしたがうとき，確率 $P(T_k > a)$ や $P(|T_k| > a)$ は Excel の統計関数に格納されている TDIST を用いて算出できる．例えば，$P(T_9 > 0.58)$ を求めるには TDIST を開き，$x = 0.58$，自由度=9，尾部=1 をインプットすればよい．また，$P(|T_9| > 0.58)$ を求めるには，同様にして尾部=2をインプットする．

6.1.1 片側p値と両側p値

上の，Y先生の血圧の例では帰無仮説と対立仮説は次のようであった．

  帰無仮説 H_0：Y先生の血圧 $\leq$ 130,
  対立仮説 H_1：Y先生の血圧 $>$ 130.

この対立仮説は，**片側（右側）対立仮説 (one-sided alternative hypothesis)** とよばれる．これに対して

  帰無仮説 H_0^*：Y先生の血圧 $=$ 130,
  対立仮説 H_1^*：Y先生の血圧 $\neq$ 130.

という帰無仮説と対立仮説の立て方も考えられる．この対立仮説は，**両側対立仮説 (two-sided alternative hypothesis)** とよばれる．両者は，どう違うのだろうか．

H_0 に H_1 を対応させる検定では，H_0 が棄却されれば H_1：Y先生の血圧

> 130 が採択される，つまり，Y 先生の血圧 > 130 がいえる．しかし，H_0^* に H_1^* を対応させる検定では，H_0^* が棄却されたら H_1^*：Y 先生の血圧 $\neq$ 130 が採択されるので，Y 先生の血圧 $\neq$ 130 としかいえない．H_0 に H_1 を対応させる検定と，H_0^* に H_1^* を対応させる検定は異なるのである．前者を**片側検定 (one-sided test)**，後者を**両側検定 (two-sided test)** とよぶこともある．

H_0 に H_1 を対応させる片側検定では，p 値は

$$\text{p 値} = P(\bar{X} \geq 136 \mid \mu = 130) = P\left(T \geq \frac{136 - 130}{S\sqrt{1/n}} \mid \mu = 130\right)$$

であった，ただし T は $\mu = 130$ のとき自由度 $n-1$ の t 分布にしたがう統計量である．この p 値のことを，正確には**片側 p 値 (one-sided p-value)** という．これに対して，H_0^* に H_1^* を対応させる両側検定では p 値は

$$\text{p 値} = P\left(T \geq \frac{|136 - 130|}{S\sqrt{1/n}} \mid \mu = 130\right)$$

で与えられる．この p 値を**両側 p 値 (two-sided p-value)** という．両側 p 値の場合，統計量 T に絶対値がついていることに注意したい．対立仮説 H_1^* は，Y 先生の血圧が < 130 の場合と > 130 の両方を含んでいる．つまり，Y 先生の血圧が 130mmHg でないとき，130mmHg より小さいか，大きいか分からない．したがって，t 分布の両側のスソの確率を評価する必要があるため，絶対値が付いている（図 6.2 参照）．なお，上の関係式より，次が成り立つ．

$$\text{両側 p 値} = 2 \times \text{片側 p 値}.$$

注 6.3 両側検定で，H_0^* が棄却されたら，Y 先生の血圧 $\neq$ 130 としかいえない．しかし，Y 先生の血圧の平均値 136 は 130 より大きかったことから，実際には H_0^* が棄却された場合，Y 先生の血圧 > 130（両側 p 値 $= \cdots$）と判定する．この判定は，片側検定に比べて帰無仮説 H_0 を棄却しにくいという意味で安全な判定である．

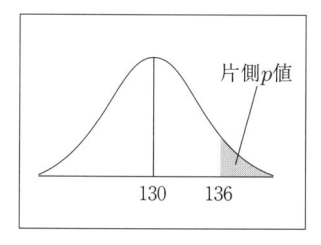

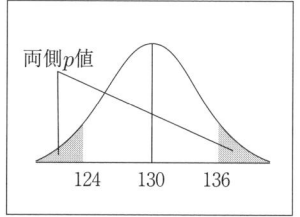

図 **6.2** 片側 p 値と両側 p 値

例 6.2 新しい薬剤の有効性を検証する二群並行ランダム化試験では，新薬剤を施薬した薬剤群と標準薬を施薬した対照群の有効率が比較される．このとき，新しい薬剤の有効率が標準薬の有効率より悪い場合もありえる．したがって，帰無仮説 H_0：新薬の有効率＝標準薬の有効率，を対立仮説 H_1：新薬の有効率 $\neq$ 標準薬の有効率，に対比する検定が行われる．よって，両側 p 値を算出しなければならない．

注 6.4 両側 p 値＝2× 片側 p 値の関係がある．したがって，両側 p 値で判定を行うと，有意になりにくい．データを取ったあとに両側 p 値，片側 p 値を算出して有利な方を採用するという後知恵の研究も散見されるが，これは間違いである．統計的検定では，このような後知恵が入らないように，研究を行う前には，目的を明確に立て，有意水準を設定し，帰無仮説と対立仮説を立てた上で必要症例数を算出し，データを集め，解析しなければならない．そうでなければ，バラつきをもったデータから客観的にエビデンスを引き出すことはできない．

6.1.2 二種類の誤り

統計的検定は，帰無仮説 H_0 に対立仮説 H_1 を対比させ，H_0 が棄却できるかどうかが判定される．限られたデータから，しかもバラつきをもったデータから判定するのであるから，このような判定は誤る可能性がある．誤りは，次

のように二種類ある．

第一種の誤り：H_0 が正しいにもかかわらず H_1 を正しいと判定する誤り，
第二種の誤り：H_1 が正しいにもかかわらず H_0 を正しいと判定する誤り．

第一種と第二種の誤りをおかす確率を小さくする検定が「よい」検定であるが，標本数が一定のとき，この二種類の誤りの確率を同時に小さくすることはできない．両者は，一方を小さくしようとすると他方が大きくなるという競り合いの関係にあるからである．

6.1.3　p 値による判定

統計的検定は，p 値が有意水準以下なら帰無仮説を棄却し，対立仮説を採択する．有意水準は，第一種の誤りの確率を，有意水準以下におさえる基準値である．このことから，p 値による判定について，次のことがいえる．

---
p 値による判定の特徴

- p 値による判定は，第一種の誤りの確率を有意水準以下におさえる．
- p 値による判定は，第二種の誤りを野放しにしている．

6.1.4　p 値による判定の問題点：その 1

薬剤の効果と副作用を調べる検定について考えよう．帰無仮説と対立仮説は，次のように設定される．

効果の検定

　　帰無仮説 H_0：薬剤 G は効かない．
　　対立仮説 H_1：薬剤 G は効く．

6.1 統計的検定の考え方

副作用の検定

帰無仮説 H_0：薬剤 H には副作用がない.

対立仮説 H_1：薬剤 H には副作用がある.

第一種の誤りは「H_0 が正しいにもかかわらず H_1 の方を正しいと判定する誤り」であったから，効果の検定と副作用の検定ではこの誤りは，次のようにあらわされる．

第一種の誤り：

(効果の検定の場合)：効かない薬を効くと誤って判定する誤り

(副作用の検定の場合)：副作用がない薬を副作用ありと誤判定する誤り

これに対して，第二種の誤りは「H_1 が正しいにもかかわらず H_0 を正しいと誤判定する」誤りであったから，効果の検定と副作用の検定ではこの誤りは，次のようにあらわされる．

第二種の誤り：

(効果の検定の場合)：効く薬を効かないと誤判定する誤り

(副作用の検定の場合)：副作用がある薬を副作用なしと誤判定する誤り

p 値を有意水準以下，例えば 5% 以下におさえる検定は，第一種の誤りの確率を 5% 以下におさえるので，上のことから次のような意味をもつことになる．

(効果の検定の場合)：効かない薬を効くと誤って判定する誤りの確率 ≤ 0.05

(副作用の検定の場合)：副作用がない薬を副作用ありと誤判定する誤りの確率 ≤ 0.05

効果の検定の場合，p 値による検定は合理的である．効かない薬を服用する患者の危険が 5% 以下におさえられているからである．しかしながら，副作用の検定の場合，p 値による検定は合理的であるとはいえない．むしろ，副作用

がある薬を副作用なしと誤判定する誤りの確率（第二種の誤りの確率）の方を 5%以下におさえるべきである．

　p 値による検定は，副作用の検定の場合に上のような問題がある．数理統計学の多くのテキストで見落とされている問題点である．バイオ統計では，検定の意味を正しく理解した上で判定を行わなければ重大なミスをおかす危険がある．

6.1.5　p 値による判定の問題点：その 2

　医学関係の論文には，p 値が溢れている．まるで p 値神話とでもいえそうに多用されている．しかし，p 値には落し穴がある．p 値には第二種の誤りが考慮されていないからである．

　例として，表 6.1 の二つの 2×2 表について考えてみよう．二つの表はある疾患に対する新しい処置法の有効性を検証することを目的とする臨床試験を想定して作られている．表 A の臨床試験では 20 人の患者を処置群と対照群に 10 人ずつに分け，臨床試験を実施した結果である．これに対して表 B は，100 人の患者を 50 人ずつ各群に分けて行った臨床試験の結果である．実は，表 B のデータは表 A のデータを 5 倍しただけで，表 A,B の構造は同じである．つまり，表 A,B から算出される有効率の推定値は処置群，および対照群の両方でともに一致する．しかし，次節でのべる検定を適用すると，表 A では p 値 =0.16 となり新しい処置法は有意水準 5%で有効であるとはいえないが，表 B では p 値=0.002 が求まり，新しい処置法は有意水準 5%で有効であるという結果が得られる．

　p 値だけしか見ない検定結果は，上の例のように標本の個数のとり方次第で

表 6.1 p 値神話

表 A	有効	無効	計	表 B	有効	無効	計
処置群	8	2	10	処置群	40	10	50
対照群	5	5	10	対照群	25	25	50

どうにでもできる．p 値による検定は「第二種の誤りの確率を考慮して標本の個数が適正に定められている」という前提条件がみたされていなければ妥当性をもたない．安易にとられた症例数に基づく臨床研究では，p 値による検定は問題がある．臨床試験では，プロトコルに症例数設定の根拠を記入することが厳しく要求されているのはこの問題点を解消するためである．

6.1.6 検出力

> **定義 6.2** 検定の**検出力** (**power**) を，次で定義する．
>
> 検定の検出力 = 1 − 第二種の誤りの確率．

検出力と第二種の誤りの確率は，本質的に同じものである．しかしながら，統計的検定では検出力という言葉が用いられることが多い．検定では，第一種の誤りの確率は有意水準以下に抑えられている．したがって，第二種の誤りの確率が小さいほど，いい換えれば検出力が 1 に近いほど，検定の精度は高い．

> **例 6.3** 例 6.1 において，有意水準 5% で Y 先生の血圧が 130mmHg より大きいかどうかの検定を行った．この検定の検出力を求めよ．

解 10 回測定したときの Y 先生の血圧の平均値は $\bar{x} = 136$，分散は $S^2 = 116$ であった．また，Y 先生の真の血圧を μ とするとき，帰無仮説は $H_0 : \mu \leq 130$，対立仮説は $H_1 : \mu > 130$ であった．まず，p 値による判定方式を，これと同等な判定方式で表す．p 値による判定方式は

$$\text{p 値} = P(\bar{X} \geq \bar{x}_o \mid \mu = 130) \leq 0.05 \longrightarrow H_0 \text{を棄却},$$
$$\text{p 値} > 0.05 \longrightarrow H_0 \text{を棄却しない}$$

であった. ただし, $\bar{x}_o$ はデータを代入したときの $\bar{X}$ の値, $P(A \mid \mu = 130)$ は $\mu = 130$ としたときの A の確率を表す.

数学的事実 5.3 より $\mu = 130$ のとき次が成り立つ.

$$P\Big(\bar{X} \geq 130 + t_9(0.05)\mathrm{SE}(\bar{X}) \mid \mu = 130\Big) = 0.05,$$

ただし, $\mathrm{SE}(\bar{X}) = S/\sqrt{n}$, $t_9(0.05)$ は自由度 9 の t 分布の上側 5%点である. 他方, $P(\bar{X} \geq \bar{x}_o \mid \mu = 130) \leq 0.05$ なら H_0 が棄却されるので, 両者を比べると, p 値による判定方式は, 次のように表される.

$$\bar{x}_o \geq 130 + t_9(0.05)\mathrm{SE}(\bar{X}) \longrightarrow H_0 \text{を棄却},$$
$$\bar{x}_o < 130 + t_9(0.05)\mathrm{SE}(\bar{X}) \longrightarrow H_0 \text{を棄却しない}.$$

有意水準 5% の p 値による検定では, 第一種の誤りをおかす確率が 5% 以下であることを, まず確かめておこう. $\bar{x}_o$ は, データを $\bar{X}$ に代入した値だったから, 確率を求めるには上の判定方式で $\bar{x}_o$ を $\bar{X}$ で置き換えておかなければならない. よって, 第一種の誤りをおかす確率は, 次で表される.

$$\text{第一種の誤りをおかす確率} = P\Big(\bar{X} \geq 130 + t_9(0.05)\mathrm{SE}(\bar{X}) \mid H_0\Big).$$

いま, H_0 の下では $\mu \leq 130$ であるから, 次の不等式が成り立つ.

$$P\Big(\bar{X} \geq 130 + t_9(0.05)\mathrm{SE}(\bar{X}) \mid H_0\Big)$$
$$\leq P\Big(\bar{X} \geq 130 + t_9(0.05)\mathrm{SE}(\bar{X}) \mid \mu = 130\Big) = 0.05$$

したがって, 第一種の誤りをおかす確率は ≤ 0.05 である.

次に，第二種の誤りをおかす確率を求める．このためには「H_0 を棄却」を「H_1 を採択」，「H_0 を棄却しない」を「H_0 を採択」と解釈する必要がある．

$$第二種の誤りをおかす確率 = P\Big(\bar{X} < 130 + t_9(0.05)\mathrm{SE}(\bar{X}) \mid H_1\Big)$$
$$= P\Big(T < t_9(0.05) + \frac{130 - \mu_1}{\mathrm{SE}(\bar{X})}\Big), \quad (6.1)$$

ただし，$T = (\bar{X} - \mu_1)/\mathrm{SE}(\bar{X})$ は，$\mu = \mu_1$ の下で自由度 9 の t 分布にしたがう統計量，μ_1 は 130 より大きな H_1 の下での適当な定数である．

μ_1 の値を与えると (6.1) 式から第二種の誤りをおかす確率が算出できる．検出力は，定義より 1− 第二種の誤りをおかす確率から算出できる．図 6.3 は，横軸に H_1 の下での μ_1 の値をとり，縦軸に検出力をプロットした図である．

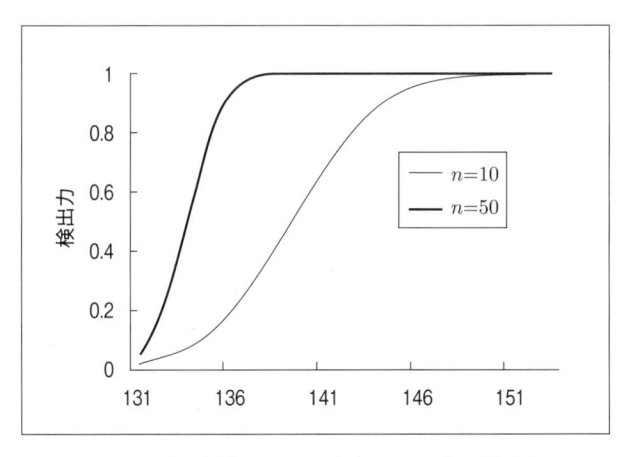

図 6.3 標本数 n が 10 と 50 の場合の検出力

図 6.3 には，参考のため標本数 $n = 50$ の場合の検出力もプロットしている．図より，次のことが分かる．

- 検出力は，μ が 130mmHg に近いところではきわめて低く，130mmHg から大きい方に遠ざかるにしたがって単調に増加する．
- $n = 10$ と $n = 50$ では，$n = 50$ の方が検出力は本質的に大きい．

分かりやすくいえば，表 3.12 の 10 個のデータに基づくこの検定では，Y 先生の血圧が 130mmHg 未満のときに 130mmHg 以上と誤って判定する確率は 0.05 以下に厳しくおさえられている．しかし，たとえば Y 先生の真の血圧が 141mmHg であるときに，誤って 130mmHg 未満と判定する確率は，図 6.3 より約 30% であることが分かる．ほぼ 3 回に 1 回は高血圧症を正常と間違って判定をすることになる．しかし，データの個数を 50 に増やして検定を行うと図 6.3 は，この誤りの確率をほとんどゼロに（実際の値は 7×10^{-6}）することができることを示している．一般に，標本の個数を増やせば，検定の検出力は増加する．適正な標本の大きさ n は，有意水準 と 検出力を指定して決定される．

6.2　2 標本検定

6.2.1　標本が正規分布にしたがう場合

次の例をイメージして 2 標本検定を一般的に構成し，最後に例の解を与える．この例のデータは表 5.6 で与えたが，繰り返し利用するので再度表 6.2 に与えておく．

> **例 6.4**　表 6.2 は，ある化学物質を食餌にまぜた群（処理群）と混ぜない群（対照群）をつくりラットを一定期間飼育したときのラットの体重増加量である．両群の体重増加量は等しいか．有意水準 5% で検定せよ．

処理群の標本を，正規分布 $N(\mu_X, \sigma_X^2)$ にしたがう母集団から抽出された m 個（例では $m = 3$）の確率標本 $X_1, X_2, \ldots, X_m$，対照群の標本を正規分布

表 6.2　ラットの体重増加量（単位 g）

	データ	平均	標本分散
処理群 (X)	10, 5, 6	7	7
対照群 (Y)	16, 12, 22, 8, 17	15	28

$N(\mu_Y, \sigma_Y^2)$ にしたがう母集団から抽出された大きさ n 個（例では $n=5$）の確率標本 $Y_1, X_2, \ldots, Y_n$ とみなす．さらに，$\sigma_X^2 = \sigma_Y^2$ を仮定して，次の帰無仮説 vs. 対立仮説の検定を構成する．

帰無仮説 H_0: $\mu_X = \mu_Y$,

対立仮説 H_1: $\mu_X \neq \mu_Y$.

数学的事実 5.4 より，帰無仮説 H_0 の下では，

$$T = \frac{\bar{X} - \bar{Y}}{\mathrm{SE}} \tag{6.2}$$

は自由度 $m+n-2$ の t 分布にしたがう．ただし，SE は $\bar{X} - \bar{Y}$ の標準誤差，すなわち

$$\mathrm{SE} = \sqrt{\left(\frac{1}{m} + \frac{1}{n}\right)\frac{1}{m+n-2}\left((m-1)S_X^2 + (n-1)S_Y^2\right)}.$$

このことから，**2 標本 t 検定 (two-sample t-test)** とよばれる，次の検定方式が導かれる．

第 6 章 検定

---

2 標本 t 検定 (有意水準 5%)

帰無仮説 $H_0 : \mu_X = \mu_Y$ vs. 対立仮説 $H_1 : \mu_X \neq \mu_Y$ の検定.
p 値は，次で与えられる.

$$p\,値 = 2P(T_{m+n-2} > |t_o|),$$

ただし，T_{m+n-2} は自由度 $m+n-2$ の t 分布にしたがう確率変数，t_o はデータを代入したときの (6.2) 式の T の値である.

判定方式 (有意水準 5% の場合) 2 標本 t 検定は，次で与えられる.

$p\,値 \leq 0.05 \longrightarrow H_0$ を棄却し
「有意水準 5% で有意に $\mu_X \neq \mu_Y$」とする，

$p\,値 > 0.05 \longrightarrow H_0$ は棄却できず
「有意水準 5% で $\mu_X \neq \mu_Y$ は示されない」とする.

例 6.4 の解 帰無仮説 H_0：両群の体重増加量に差はない，を対立仮説 H_1：両群の体重増加量に差はある，に対比させる検定を行えばよい. 処理群のデータは正規分布 $N(\mu_X, \sigma_X^2)$，対照群のデータは正規分布 $N(\mu_Y, \sigma_Y^2)$ にしたがい，かつ $\sigma_X^2 = \sigma_Y^2$ であると仮定して検定をおこなう. 帰無仮説と対立仮説を数学的にあらわせば

$$H_0 : \mu_X = \mu_Y, \qquad H_1 : \mu_X \neq \mu_Y$$

したがって，H_0 vs. H_1 の検定に上の検定が適用できる. 表 6.2 より，$\bar{X} = 7$, $S_X^2 = 7$; $\bar{Y} = 15$, $S_Y^2 = 28$, また，自由度は $m+n-2 = 6$ で $t_6(0.025) = 2.45$. よって

$$\mathrm{SE} = \sqrt{\left(\frac{1}{3} + \frac{1}{5}\right)\frac{1}{6}(2 \times 7 + 4 \times 28)} = 3.35$$

これらを (6.2) 式の T に代入すると

$$t_o = \frac{-8}{3.35} = -2.39.$$

よって

$$p\,値 = P(|T_6| \geq 2.39) = 0.054,$$

ただし, T_6 は自由度6のt分布にしたがう確率変数である.この確率はExcelの統計関数 TDIST を用いて求めた. p 値=0.054 は, 有意水準 5% よりやや大きい. したがって, 帰無仮説は棄却できない, つまり有意水準 5%では, 処理群と対照群の体重増加量には 8g という差が見られるが, この差はバラツキによるものと考えられ, 両群間の体重増加量に有意な差はみられない.

演習問題 6.1 薬剤 A, B による血液凝固効果を調べる目的で, 同年齢の男性 12 人から採取した血液標本をランダムに 2 群に分け, 1 群に薬剤 A, 他の群に薬剤 B を加え血液凝固までの時間（分）を測る試験が行われた. 表 6.3 はこの試験から得られたデータである. 血液凝固に関して薬剤 A, B に差があるかどうか有意水準 5%で検定せよ.

表 **6.3** 血液凝固までの時間（単位：分）

薬剤	データ
A (X)	10.5, 9.5, 10.4, 11.5, 10.9, 10.0
B (Y)	11.9, 11.5, 12.5, 10.4, 10.8, 13.3

6.2.2 標本が正規分布にしたがわない場合

再び, 例 6.4 について考えてみよう. 上では, 処理群と対照群の標本は, ともに正規分布にしたがう確率標本の観測値であると仮定して検定を行った. 過去の経験によって支えられているならばともかく, たった 3 個や 5 個のデータから, 確率標本が正規分布にしたがうことや $\sigma_X = \sigma_Y$ を検証するのは不可能である. にもかかわらず, p 値はこれらのことを仮定して算出されており,

妥当性に疑問が生じる．

本節では，正規分布を仮定しない 2 標本検定法について考える．正規分布を仮定しない検定は，一般にノンパラメトリック検定 (nonparametric test) とよばれ，多様な検定法が提案されている．本節では，まず並べ替え検定について，次にウィルコクソン検定について学習する．

6.2.2.1 並べ替え検定

表 6.2 で与えられたラットの体重増加量について

  帰無仮説 H_0：処理群と対照群の体重増加量に差はない

  対立仮説 H_1：処理群の体重増加量 $<$ 対照群の体重増加量

を検定する片側検定に対して，まず検定法を構成し，次に両側検定法について述べる．

[考え方]

- 観測された 8 個のデータ 10, 5, 6, 16, 12, 22, 8, 17 を背番号にもつ同質，等大の玉が袋の中に入っているとみなす．
- 帰無仮説 H_0 が正しいとする．このとき，処理群と対照群の体重増加量は等しく両群は区別できない．したがって，表 6.2 のデータは，8 個の同質，等大の玉が入った袋の中から 3 個の玉を取り出す取り出し方，すなわち $_8C_3=56$ 通りの組み合わせの中の一つにすぎず，表 6.2 のデータが取り出される確率は H_0 が正しいと仮定すれば 1/56 である．
- データは，取り出された玉の背番号が 10, 5, 6, その平均は 7. 取り出されなかった玉の背番号は 16,12,22,8,17 でその平均は 15 であることを示している．両群の平均の差は 8 である．
- 化学物質が，成長を阻害する物質ならば，つまり対立仮説 H_1 の下では，両群の平均の差は帰無仮説 H_0 の下での差よりも大きい．もし，H_0 が正しいと考えてみるとき観察された平均の差 8 は，どの程度大きいのか．この大きさを見るのが p 値であった，すなわち p 値を算出して，p 値が有意水準以

下なら，差 8 はバラつきだけでは説明できないほど大きい，と推論できる．

表 6.4 表 6.2 で与えられたデータの並べ替え

	データ	平均	差
1. 処理群	8 6 5	6.3	9.1
対照群	22 17 16 12 10	15.4	
2. 処理群	10 6 5	7	8
対照群	22 17 16 12 8	15	
3. 処理群	12 6 5	7	6.9
対照群	22 17 16 10 8	15	
...	...	...	...
...	...	...	...
56. 処理群	22 17 16	18.3	-10.1
対照群	12 10 8 6 5	8.2	

p 値の算出

p 値を算出しよう．表 6.4 は，袋の中の 8 個の玉から 3 個の玉を取り出す 56 個の取り出し方すべてについて，対照群の体重増加量（取り出されずに袋の中に残った 5 個の玉の背番号）と処理群（取り出された 3 個の玉の背番号）の体重増加量の平均の差が大きい順に並べた表である．帰無仮説 H_0 の下では，56 個の並べ替えは同様な確からしさで起こる．いま，観察された平均の差より差が大きいのは，表 6.4 より観察された場合を含めて 2 例である．したがって

$$\text{p 値} = P(\text{二群の平均の差が 8 以上} \mid H_0) = \frac{2}{56} = 0.036$$

p 値=0.036<0.05 であるから，有意水準 5%で帰無仮説は棄却される，すなわち処理群と対照群の体重増加量に有意な差がある（片側 p 値=0.036）．

帰無仮説 H_0 に両側対立仮説 H_1：処理群の体重増加量 $\neq$ 対照群の体重増加量を対比させる両側検定の p 値は，上で求めた片側検定の p 値を 2 倍して

おけばよい，すなわち p 値=2×0.036= 0.072.

定義 6.3 上の方式で p 値を算出して行う検定を**並べ替え検定 (permutation test)** という．

6.2.2.2 ウィルコクスン検定

並べ替え検定は，データの個数が大きくなると，並べ替えの個数が飛躍的に大きくなり p 値の算出ができなくなる．これを解決するためにリサンプリング法 (resampling method) が開発されているが，他の解決法は順位データへの変換である．本節では後者について考える．表 6.2 の検定の場合，この方法は次のようである．

考え方

- 処理群のデータと対照群のデータを込みにして小さい方から大きさの順に並べ，順位をつける．処理群のデータの順位は 1, 2, 4 である．対照群のデータの順位は 3, 5, 6, 7, 8 である．これらの順位を**順位データ (ranked data)** という．表 6.5 は，観測データを順位データに変換した表である．
- 並べ替え検定を，表 6.5 に適用して p 値を算出する．

表 **6.5** 表 6.2 からの順位データ

	データ	順位和	差
処理群 (X)	4, 1, 2	7	22
対照群 (Y)	6, 5, 8, 3, 7	29	

順位を利用する上のような検定を**ウィルコクスン検定 (Wilcoxon test)**

という. 順位データに並べ替え検定を適用する利点は, 表 6.4 のような煩雑な手順を行わなくても p 値が検出できることである. その理由は次のようである. いま, 処理群に順位 $R_1, R_2, \ldots, R_m$ が与えられた m 個の順位データ (表 6.4 では, $R_1 = 1, R_2 = 2, R_4 = 3$), 対照群には順位 $S_1, S_2, \ldots, S_n$ が与えられた n 個の順位データがあるとする. このとき

$$W = R_1 + R_2 + \cdots + R_m, \qquad V = S_1 + S_2 + \cdots + S_n$$

とおくと

$$W + V = 1 + 2 + \cdots + N = \frac{N(N+1)}{2} \qquad (N = m + n)$$

したがって, 処理群と対照群の平均の差は

$$\frac{1}{m}W - \frac{1}{n}V = \left(\frac{1}{m} + \frac{1}{n}\right)W - \frac{N(N+1)}{2n}$$

と書け, 処理群と対照群の平均の差を調べるには W の値を調べておけばよいからである.

順位 R_i は帰無仮説 H_0 の下で $1, 2, \ldots, N$ の値を等確率でとるから, W の期待値は

$$E(W) = E(R_1) + E(R_2) + \cdots + E(R_m) = m \sum_{i=1}^{N} i \frac{1}{N}$$
$$= \frac{m(N+1)}{2}.$$

帰無仮説 H_0 の下での W の分散が次のように与えられることも数学的に示される.

$$V(W) = \frac{mn(N+1)}{12}.$$

また, W を標準化した, 次の Z はデータの個数 m と n が大きいとき, H_0 の下で近似的に標準正規分布 $N(0,1)$ にしたがうことも数学的に示される.

$$Z = \frac{W - m(N+1)/2}{\sqrt{mn(N+1)/12}}, \qquad (N = m + n)$$

以上からウィルコクスン検定は,次のように与えられる.

ウィルコクスン検定（データが正規分布にしたがわないときの 2 標本検定）

(1) 帰無仮説 $H_0 : \mu_X = \mu_Y$　vs.　対立仮説 $H_1 : \mu_X < \mu_Y$　（片側検定）の場合

処理群 (X) のデータと対照群 (Y) のデータを込みにして小さい方から大きさの順に並べ,順位をつける.処理群のデータの順位和を W として,データから算出された W の値を w_o とおく.処理群と対照群のデータの個数が大きいとき,p 値の近似値は次で算出する.

$$\text{p 値} = P\left(Z \leq \frac{w_o - m(N+1)/2}{\sqrt{mn(N+1)/12}}\right),$$

ただし,Z は標準正規分布 $N(0,1)$ にしたがう確率変数である.
データの個数が小さいときは,並べ替え検定の要領で直接 p 値を算出するか,コンピュータソフトによって**直接 p 値 (exact p-value)** を求める.R や SAS などの高級統計ソフトにはその機能が与えられている.

判定方式（有意水準 5%の場合）

　p 値 ≤ 0.05 ⟶ 有意水準 5%で H_0 を棄却（片側 p 値=…）,
　p 値 > 0.05 ⟶ 有意水準 5%では H_0 を棄却できない（片側 p 値=…）.

(2) 帰無仮説 $H_0 : \mu_X = \mu_Y$　vs.　対立仮説 $H_1 : \mu_X \neq \mu_Y$　（両側検定）の場合.

片側検定で求めた p 値の 2 倍を両側検定の p 値として,片側検定の場合と同様に判定する.ただし,( ) 内は片側 p 値を両側 p 値に置き換えておく.

例 6.4 の解（つづき） ウィルコクスン検定を表 6.2 のデータに適用する．データ数が小さいので並べ替え検定の検定の要領で直接 p 値を求める．表 6.2 を順位データに変換した表 6.5 より，処理群の順位和は $W = 7$ 対立仮説は順位和が帰無仮説の下での順位和よりも小さくなることを示唆している．$W = 7$ より小さくなるのは，明らかに $W = 6$ しかない．つまり，56 個ある組合せの中で $W \leq 7$ であるのは 2 例しかない．の下では 56 個の組合せは等確率で起こるから，片側 p 値=2/56=0.036．また，両側 p 値=2×0.036=0.072．

さて，この場合の判定である．有意水準を 5%にとると片側検定では H_0 は棄却され，両側検定では棄却されない．どう対処すべきか．まず，第一に問題を考えてほしい．問題は，化学物質が成長阻害物質かどうかの検定である．4.5.3.1 節で示したようにこの問題は毒性の検定，つまり副作用の検定と同じタイプの問題であるから，p 値 ≤ 0.05 で H_0 を棄却することは妥当ではない．特に，本例のようにデータ数が少ないとき，第二種の誤りが野放しにされる確率は大きく，2 回に一度あるいはそれ以上の頻度で成長阻害物質を見逃す危険が生じる．この危険を避けるために，データの個数にもよるが有意水準を，あらかじめ 10%～20%に定めて検定を行うべきである．なお，この例では並べ替え検定の p 値とウィルコクスン検定の p 値は一致したが，一般的には一致するとは限らない．

説明のために，表 6.2 のデータから片側 p 値を正規近似で求めておく．表 6.5 より，$m = 3, n = 5, N = 8, W_o = 7$ である．よって

$$\frac{w_o - m(N+1)/2}{\sqrt{mn(N+1)/12}} = \frac{7 - 13.5}{\sqrt{11.25}} = -1.94,$$

片側 p 値 $= P(Z \leq -1.94) = 0.026.$

最後の確率は，標準正規分布 $N(0,1)$ にしたがう確率変数 Z が -1.94 以下になる確率である．Excel の統計関数 NORMSDIST によって求めた．

上で求めた片側直接 p 値=0.036 であった．この例のように，少数データから正規近似によって p 値を算出すると，近似の精度が悪い p 値が算出されるので注意してほしい．

演習問題 6.2 表 6.3 の薬剤 A, B の血液凝固効果を調べたデータにウィルコクスン検定を適用して,血液凝固に関して薬剤 A, B に差があるかどうか有意水準 5%で検定せよ.

6.3 対応がある2標本の検定

6.3.1 標本が正規分布にしたがう場合

対応があるデータとは,同一個体の術前,術後のデータのように同じ対象からとられたデータのことである.このようなデータに上述の二標本検定を適用すると誤った結果が導かれる.本節では,例 5.8 の胃の手術データをイメージして対応があるデータに対する2標本検定を一般的に構成し,最後に例の解を与える. $(X_1, Y_1), (X_2, Y_2), \ldots, (X_n, Y_n)$ を n 人の患者データに対応する,互いに独立な2次元の確率標本とする.X_i と Y_i は i 番目の患者から採られた術前,術後のデータに対応しているので X_i と Y_i は独立ではない.しかし,その差 $X_1 - Y_1, X_2 - Y_2, \ldots, X_n - Y_n$ は互いに独立である.$X_1, X_2, \ldots, X_n$ が互いに独立で,同一の正規分布 $N(\mu_X, \sigma_X^2)$ にしたがい,$Y_1, Y_2, \ldots, Y_n$ が互いに独立で同一の正規分布 $N(\mu_Y, \sigma_Y^2)$ にしたがうと仮定して,有意水準を 5% に定め,次の両側検定問題を考える.

帰無仮説 $H_0 : \mu_X = \mu_Y$,

対立仮説 $H_1 : \mu_X \neq \mu_Y$

数学的事実 5.5(4) より次の T は帰無仮説 H_0 の下で自由度 $n-1$ の t 分布にしたがう.

$$T = \frac{\bar{X} - \bar{Y}}{\mathrm{SE}(\bar{X} - \bar{Y})}, \tag{6.3}$$

ただし,$\mathrm{SE}(\bar{X} - \bar{Y})$ は,$\bar{X} - \bar{Y}$ の標準誤差,すなわち

$$\mathrm{SE}(\bar{X} - \bar{Y}) = \sqrt{\frac{1}{n}\frac{1}{n-1}\sum_{i=1}^{n}\Big((X_i - Y_i) - (\bar{X} - \bar{Y})\Big)^2}. \tag{6.4}$$

このことから,**一対の標本による t 検定 (paired t-test)**,あるいは **対応**

があるデータに対する t 検定とよばれる次の検定方式が導かれる.

一対の標本による t 検定（有意水準 5%）

帰無仮説 $H_0: \mu_X = \mu_Y$　vs.　対立仮説 $H_1: \mu_X \neq \mu_Y$ の両側検定.
p 値は，次で与えられる.

$$\text{p 値} = 2P(T_{n-1} > |t_o|),$$

ただし，T_{n-1} は自由度 $n-1$ の t 分布にしたがう確率変数，t_o はデータを代入したときの (6.3) 式の T の値である.

判定方式（有意水準 5%）

p 値 ≤ 0.05　$\longrightarrow$　H_0 を棄却し「有意水準 5% で有意に
$\mu_X \neq \mu_Y$ (p 値 $= \cdots$)」とする

p 値 > 0.05　$\longrightarrow$　H_0 は棄却できず「有意水準 5% で
$\mu_X \neq \mu_Y$ は示されない (p 値 $= \cdots$)」とする.

例 6.5　例 5.8 の胃の手術データについて，術後の胃酸の酸度は術前の酸度より低いか，の検定を有意水準 10% で行え.

解　術前 (X) と術後 (Y) の標本がそれぞれ正規分布 $N(\mu_X, \sigma_X^2)$, $N(\mu_Y, \sigma_Y^2)$ にしたがうことを仮定して帰無仮説 $H_0: \mu_X = \mu_Y$　vs.　対立仮説 $H_1: \mu_X \neq \mu_Y$ の検定を行う．術前と術後のデータには対応があるから，一対の標本による t 検定を適用する．表 5.8 より $\bar{X} - \bar{Y} = 21.12$, $\mathrm{SE}(\bar{X} - \bar{Y}) = \sqrt{1244.19/10} = 11.154$. 自由度は $n - 1 = 9$ である．よって，(6.3) 式の T の値は

$$t_o = \frac{21.12}{11.154} = 1.89$$

よって,
$$\text{p 値} = 2P(T_9 \geq 1.89) = 2 \times 0.046 = 0.092.$$

上で自由度 9 の t 分布にしたがう確率変数 T_9 が 1.89 以上になる確率は Excel の統計関数 TDIST を用いて算出した. p 値=0.092 < 0.10 であるから, 有意水準 10% で, 術後の胃酸の酸度は, 術前の酸度より有意に低下したといえる (両側 p 値=0.092) と推論する. なお, 注 6.3 でコメントしたように, 両側検定で H_0 が棄却されたとき対立仮説が採択されるが, 対立仮説は術前と術後で胃酸の酸度が異なるとしか言っていない. しかし, 術前と術後の酸度の平均は術後の方が低い. このことを押さえた上で, 上のように推論された.

注 6.5 上は, 例のために原典 (Mori, [5]) から 10 個のデータを抽出した結果である. 原典では有意水準 5% で検定が行われ有意であった. 興味ある読者は原典を見てほしい.

演習問題 6.3 演習問題 5.6 で, ある運動療法の効果を調べるため, 運動療法の前後で測定された収縮期血圧値が与えられている. 表 5.9 のデータに基づいて運動療法に効果があったかどうかの検定を, 正規分布を仮定して有意水準 5% で行え.

表 **6.6** 術前, 術後の胃酸の強さ

id	1	2	3	4	5	6	7	8	9	10
術前 (X)	93.6	86.9	73.9	97.2	90.1	80.9	76.2	90.6	99.7	93.3
術後 (Y)	32.6	57.3	95.3	12.7	35.9	80.1	94.5	87.7	87.5	87.6
$X - Y$	61.0	29.6	-21.4	84.5	54.2	0.8	-18.3	2.9	12.2	5.7

6.3.2 標本が正規分布にしたがわない場合

正規分布を仮定しない対応があるデータのノンパラメトリック検定法とし

表 6.7 $|X-Y|$ の順位

$|X-Y|$	61.0	29.6	21.4*	84.5	54.2	0.8	18.3*	2.9	12.2	5.7
順位	9	7	6*	10	8	1	5*	2	4	3

てウィルコクスンの符号付順位検定 (**Wilcoxon signed rank test**) がよく適用される．本節ではウィルコクスンの符号付順位検定の解説を行う．

［考え方］ 例 5.8 の胃の手術データについて，術後の胃酸の酸度は術前の酸度より低いか，の検定を対象にして検定法を解説する．帰無仮説と対立仮説は，次のとおりである．

H_0：術後と術前の胃酸の酸度は同一

H_1：術後の胃酸の酸度は術前の酸度より低下

- 表 5.7 から表 6.6 を作る．
- $|X-Y|$ を小さい方から大きさの順に並べ順位をつける．表 6.7 のような順位となる．
- 表 6.7 では差が負であったものの右肩に * をつけている．* がついたものの順位の和を W とする．表では，$W = 6 + 5 = 11$ である．W は，差がすべて正のとき 0，差がすべて負のときは $1 + 2 + \cdots + n = n(n+1)/2 = 55$ の値をとる ($n = 10$)．したがって，W がとる値の大きさを評価するには，その中央値 $n(n+1)/4$ と W の差を調べればよい．W は術前–術後が負の値をもつものの順位和であるから，この差が負でその絶対値が大きければ大きいほど対立仮説が強く支持される．つまり，p 値 $= P(W \leq w_o)$ で与えられる，ただし w_o はデータから算出した W の値，すなわち $w_o = 11$ である．

ウィルコクスンの符号付順位検定は，上のような直感的考えから構成されており，具体的に次のように与えられる．

ウィルコクスンの符号付順位検定（対応があるデータで，標本が正規分布にしたがわないときの検定）

(1) 帰無仮説 H_0：治療前と治療後の病態は不変（治療効果なし）vs. 対立仮説 H_1：治療後は治療前に比べて改善（治療効果あり）の検定（片側検定）の場合．

各個体の治療前と治療後のデータをペアにして，治療後 (Y) のデータと治療前 (X) のデータの差の絶対値を小さい方から大きさの順に並べ，順位をつける．この内，差が正であるものの順位の和を W として，データから算出された W の値を w_o とおく．W は，差 $Y-X$ が正のものの順位和であるから，W が大きいほど対立仮説が支持される．よって，p 値 $=P(W \geq w_o)$ で与えられる．
p 値の近似値は次式で与えられる．

$$\text{p 値} = P\left(Z \geq \frac{w_o - n(n+1)/4}{\sqrt{n(n+1)(2n+1)/24}}\right),$$

ただし，Z は標準正規分布 $N(0,1)$ にしたがう確率変数，n はペアの個数である．
データの個数が小さいとき，近似ではなく直接 p 値を算出するコンピュータソフトが，R や SAS などの高級統計ソフトに準備されている．

判定方式（有意水準 5%の場合）

　p 値 $\leq 0.05 \longrightarrow$ 有意水準 5%で治療効果あり（片側 p 値 $=\cdots$），
　p 値 $>0.05 \longrightarrow$ 有意水準 5%では治療効果ありとはいえない（片側 p 値 $=\cdots$）．

(2) 帰無仮説 H_0：治療前と治療後で病態は不変 vs. 対立仮説 H_1：治療前と治療後で病態は変化（悪化または改善）の検定（両側検定）の場合．

片側検定で求めた p 値の 2 倍を両側検定の p 値として，片側検定の場合と同様に判定する．ただし，( ) 内は片側 p 値を両側 p 値に置き換えておく．

例 6.6 例 5.8 の胃の手術データについて，帰無仮説 H_0：術前と術後で胃酸の酸度は同一 を 対立仮説 H_1：術後の胃酸の酸度は術前の酸度より低下した，に対比する検定を有意水準 5% で行え．

解 片側対立仮説であるからウィルコクスンの符号付順位検定における片側検定の p 値を求める．$X - Y$ が負のペアの順位和は表 6.7 より $w_o = 11$．また，$n = 10$ で術前–術後を対象としているから，差 $X - Y$ の中で負のものの順位和が小さいほど H_1 が支持される傾向が強いから，正規近似による片側 p 値は

$$\text{p 値} = P\left(Z \leq \frac{11 - 110/4}{\sqrt{1155/12}}\right) = P(Z \leq -1.68) = 0.046.$$

なお，この片側 p 値は，標本が正規分布にしたがうことを仮定した場合と等しいが，これはまれな場合であって，一般的に両者は一致しない．

注 6.6 上では $X-Y$ が負になるものの順位和を求め p 値を算出した．$X-Y$ が正になるものの順位和についても同じ結果が導かれる．ただし，$X - Y$ が正になるものの順位和を対象とするとき，順位和が大きいほど H_1 が支持されるから，p 値は次式から算出する．

$$\text{p 値} = P\left(Z \geq \frac{v_o - n(n+1)/4}{\sqrt{n(n+1)(2n+1)/24}}\right),$$

ただし，v_o は観測された $X - Y$ が正のものの順位和である．

演習問題 6.4 演習問題 5.6 で，ある運動療法の効果を調べるため，運動療法の前後で測定された収縮期血圧値が与えられている．表 5.9 のデータに基づいて運動療法に効果があったかどうかの検定を，正規分布を仮定せず，有意水準 5% で行え．

6.4 比率の検定

6.4.1 一標本比率の検定

次の例をイメージして,有意水準5%の検定を構成し,構成した方法を適用して例の解を与える.

> **例 6.7** あるクリニックで有効率が0.6といわれている薬剤を10人の患者に投薬したところ,2人しか有効でなかった.そこでこのクリニックでは,この薬剤の有効率が0.6より低いことが疑われた.有効率が0.6より低いかどうかの検定を有意水準5%で行え.

例6.7のデータをベルヌイ試行を n 回行ったとき x_o 回成功が起こったデータとみなす,ただし例では $n = 10, x_o = 2$ である.このとき,成功の確率 p が有効率に対応し,成功の回数 x_o は二項分布 $B(n, p)$ にしたがう確率変数 X の観測値と考えられる.与えられた $p_0 = 0.6$ に対して

帰無仮説 $H_0 : p = p_0$
対立仮説 $H_1 : p < p_0$

を立て,H_0 vs. H_1 の片側検定について考える.比率に関する検定を**比率の検定 (test of proportion)** という.対立仮説は x_o が小さいほど支持される傾向が強いから,p値は帰無仮説 H_0 が正しいとき,すなわち $p = p_0$ のときに $X \leq x_o$ である確率である.すなわち

$$\text{p値} = P(X \leq x_o) = \sum_{i=0}^{x_o} {}_nC_i p_0^i (1-p_0)^{n-i}.$$

標本数 n が大きいとき,二項分布の正規近似よりp値は近似的に次で算出できる.

$$\text{p値} = P(X \leq x_o) \approx \Phi\left(\frac{x_o - np_0}{\sqrt{np_0(1-p_0)}}\right),$$

Φ は標準正規分布の分布関数である.

例6.7に対して,2人の患者しか有効でなかった,という時点から問題をス

タートさせたのではデータを見たあと検証を行うことになり，科学的でない．10 人の患者に投薬する前の時点から問題をスタートさせるべきであるという考え方もある．その時点では有効率が高くなる可能性も否定できないから検定問題は

　　　　帰無仮説 $H_0 : p = p_0$ vs. 対立仮説 $H_1 : p \neq p_0$

の両側検定問題となる．このとき直接 p 値を求める計算の解説は煩雑なので専門書に譲り近似的な p 値の求め方についてだけ考えることにする．

有効率 p の推定量は $\hat{p} = X/n$ であった．数学的事実 5.6 より，

$$Z = \frac{X - np_0}{\sqrt{np_0(1-p_0)}} \tag{6.5}$$

は帰無仮説 H_0 が正しいとき，すなわち $p = p_0$ のとき，近似的に標準正規分布 $N(0,1)$ にしたがう．よって，p 値は

$$\text{p 値} = P(Z \geq |z_o| \mid H_0) = 2P(Z \geq |z_o| \mid H_0) = 2\Big(1 - \Phi(|z_o|)\Big)$$

から算出できる．ただし，z_o はデータを Z に代入した値，また Φ は標準正規分布の分布関数である．

一標本比率の検定 (X が二項分布 $\mathbf{B}(n, p)$ にしたがうときの検定)

(1) $H_0 : p = p_0$ vs. $H_1 : p < p_0$ に対する有意水準 5% の片側検定.
直接 p 値 $=\sum_{i=0}^{x_o} {}_nC_i p_0^i (1-p_0)^{n-i}$,
ただし x_o は X の観測値である.
近似 p 値 $\approx \Phi\left((x_o - np_0)/\sqrt{np_0(1-p_0)}\right)$,
Φ は標準正規分布の分布関数である.

(2) $H_0 : p = p_0$ vs. $H_1 : p \neq p_0$ に対する有意水準 5% の両側検定.
近似 p 値 $\approx 2\bigl(1 - \Phi(|z_o|)\bigr)$, ただし, z_o はデータを (6.5) 式の Z に代入した値, Φ は標準正規分布の分布関数である.

判定
p 値 ≤ 0.05 ⟶ 有意水準 5%で有意に $p \neq p_0$ (p 値=⋯),
p 値 > 0.05 ⟶ 有意水準 5%では $p \neq p_0$ とはいえない (p 値=⋯).

例 6.7 の解 $p_0 = 0.6$, $n = 10$, $x_o = 2$ であるから, 片側検定の直接片側 p 値 $=\sum_{i=0}^{2} {}_{10}C_i 0.6^i 0.4^{10-i} = 0.01$. ちなみに,

$$z_o = \frac{2 - 10 \times 0.6}{\sqrt{10 \times 0.6(1-0.6)}} = -2.58.$$

であるから, 片側検定の近似 p 値 $=\Phi(-2.58) = 0.005$. また, 両側検定の近似 p 値 $= 2\times$ 片側検定の p 値 $= 0.01$. いずれの場合にも p 値 $= 0.01 < 0.05$ であるから, 有意水準 5%で H_0 は棄却される. このとき, 両側対立仮説からは $p \neq p_0$ しかいえないが, z_o の値が負であることを考慮して「このクリニックでは, 有意水準 5%でこの薬剤の有効率は有意に 0.6 より低い (両側 p 値=0.01)」と結論する.

演習問題 6.5 K.I 氏は, 運動すると悪化する狭心症の患者で, ベッドからトイレまでの往復 50m を歩いたときの 6 割に軽い発作を起こしていた. ある

薬剤の服用を試験的に始めたところ 10 回往復のうち 1 回しか発作は起きなかった．この薬剤は K.I. 氏に有効であったか，有意水準 5% で検定せよ．

6.4.2 比率の差の検定

まず，近似検定について学び，次に直接検定について学習する．

6.4.2.1 近似検定

次の例をイメージして，有意水準 5% の検定を構成し，構成した方法を適用して例の解を与える．

> **例 6.8** 表 6.8 は，新しく開発されたある処置法の有効性に関する二群並行ランダム化試験の結果である．この処置法は有効性を有意に高める方法であったといえるかどうかを有意水準 5% で検定せよ．

表 **6.8** 二群並行ランダム化試験の結果

	有効	無効	計
処置群 (X)	90	60	150
対照群 (Y)	68	82	150

処置群は m 例の症例，対照群は n 例の症例からなり，処置群，対照群で処置が有効であった症例数をそれぞれ X と Y であらわす．例 6.8 では $m = n = 150$, X と Y の観測値が $x_o = 90, y_o = 68$ である．X は二項分布 $B(m, p_X)$, Y は二項分布 $B(n, p_Y)$ にしたがうことを仮定する．さらに，数学的便宜として X と Y が互いに独立であると仮定しておく．

帰無仮説と対立仮説を，次のように設定する．

　　　帰無仮説 $H_0 : p_X = p_Y$

対立仮説 $H_1 : p_X \neq p_Y$.

誰しも開発された新しい処置法の有効性を主張したいので帰無仮説が棄却されれば，$p_X < p_Y$ が採択されることを期待するが，新しい処置法が劣っている可能性があることも否定できない．このことを考慮して，臨床試験では通常保守的に上のように両側対立仮説を設定して両側検定を行い，有意な差があるとされた場合に $\hat{p}_X$ と $\hat{p}_Y$ を比べて，例えば $\hat{p}_X > \hat{p}_Y$ の場合「処置群の有効率は対照群の有効率より有意に大きい（p 値=$\cdots$）」と判定する．H_0 vs. H_1 の検定を**比率の差の検定 (testing difference of proportion)** という．

p_X, p_Y の最尤推定量 $\hat{p}_X = X/m, \hat{p}_Y = Y/n$ の差 $\hat{p}_X - \hat{p}_Y$ は，数学的事実 5.7 より帰無仮説 H_0 の下では近似的に正規分布

$$N\left(0,\ (\frac{1}{m} + \frac{1}{n})p(1-p)\right)$$

にしたがう．ただし，$p = p_X = p_Y$ である．したがって

$$Z = \frac{\hat{p}_X - \hat{p}_Y}{\sqrt{(1/m + 1/n)\bar{p}(1-\bar{p})}}$$

は H_0 が正しければ近似的に標準正規分布 $N(0,1)$ にしたがう．ただし，分母に含まれる p は $H_0 : p_X = p_Y = p$ の下での p の最尤推定量 $\bar{p} = (X + Y)/(m + n)$ である．よって，一標本の検定の場合と同様に考えると，次の検定法が導かれる．

比率の差の検定
(1) 2×2 表の四つのセルの観測度数がすべて **5 以上**のときの**近似検定**

 帰無仮説 $H_0 : p_X = p_Y$

 対立仮説 $H_1 : p_X \neq p_Y$

に対する有意水準 5% の検定の p 値は,

$$Z = \frac{\hat{p}_X - \hat{p}_Y}{\sqrt{(1/m + 1/n)\bar{p}(1-\bar{p})}}, \qquad \left(\bar{p} = \frac{X+Y}{m+n}\right)$$

とおくとき, 近似的に, 次で与えられる.

$$\text{p 値} \approx 2\Big(1 - \Phi(|z_o|)\Big),$$

ただし, z_o はデータを Z に代入した値, また Φ は標準正規分布の分布関数である.

(2) 2×2 表の四つのセルの観測度数の中に **5 未満**のものがあるときの**直接検定**

6.4.2.2 節で与えたフィッシャの直接法を用いて p 値を算出する.

(3) 判定

p 値 $\leq 0.05 \longrightarrow$ 有意水準 5%で有意に $p_X \neq p_Y$ (p 値=…),

p 値 $> 0.05 \longrightarrow$ 有意水準 5%では $p_X \neq p_Y$ とはいえない (p 値=…).

特に, p 値 ≤ 0.05 で, かつ データを代入したとき $\hat{p_X} > \hat{p_Y}$ なら, 処置群の有効率は対照群の有効率より優れていると判定, また $\hat{p_X} < \hat{p_Y}$ のとき, 対照群の有効率は処置群の有効率より優れていると判定する.

表 **6.9**　一般の 2×2 表

	有効	無効	計
処置群	O_1	O_2	m
対照群	O_3	O_4	n

注 6.7　上で与えた比率の差の検定の p 値について，次が成り立つ．

$$\text{p 値} = P(Z \geq |z_o| \,|H_0) = P(Z^2 > z_o^2 \,|H_0)$$

Z は近似的に標準正規分布にしたがうから Z^2 は近似的に自由度 1 のカイ二乗分布にしたがう．さらに Z^2 は，表 6.9 の記号を用いると，次のように表すことができる．

$$\chi^2 = \sum_{i=1}^{4} \frac{(O_i - E_i)^2}{E_i},$$

ただし，E_i は O_i に対応するセルに入る帰無仮説の下でのデータの期待個数をあらわす．すなわち

$$E_1 = m\frac{O_1 + O_3}{m+n}, \quad E_2 = m\frac{O_2 + O_4}{m+n}, \quad E_3 = n\frac{O_1 + O_3}{m+n}, \quad E_4 = n\frac{O_2 + O_4}{m+n}.$$

χ^2 はピアソンのカイ二乗統計量 (Pearson's chi-squared statistic) とよばれている．比率の差の検定の p 値は，ピアソンのカイ二乗統計量を用いて，次のように算出することもできる．

$$\text{p 値} = P(\chi_1^2 \geq a),$$

ただし，χ_1^2 は自由度 1 のカイ二乗分布にしたがう確率変数，a はデータを代入したときの統計量 χ^2 の値である．この p 値による検定を**ピアソンのカイ二乗検定 (Pearson's chi-squared test)** という．

例 6.8 の解　$n = m = 150$, $x = 90$, $y = 68$ であるから $\hat{p}_X = 90/150 = 0.60$, $\hat{p}_Y = 68/150 = 0.45$, $\bar{p} = (90 + 68)/(150 + 150) = 0.53$．よって

$$z_0 = \frac{0.60 - 0.45}{\sqrt{(2/150)(0.53)(0.47)}} = 2.60$$

となり p 値$=2(1 - \Phi(2.60)) = 2(1 - 0.995) = 0.001$．また，$\hat{p}_X > \hat{p}_Y$ であることから「有意水準 5%で処置群の有効率は対照群の有効率よりも

有意に高い（p 値=0.001）」と判定する．ピアソンのカイ二乗検定の場合は，$E_1 = 150 \times (90 + 68)/(150 + 150) = 79$．同様にして $E_2 = 71$，$E_3 = 79, E_4 = 71$．よって χ^2 の値は

$$a = \frac{(90-79)^2}{79} + \frac{(60-71)^2}{71} + \frac{(68-79)^2}{79} + \frac{(82-71)^2}{71} = 6.47.$$

よって p 値$=P(\chi_1^2 \geq 6.47)=0.01$．

演習問題 6.6 ある薬剤の二群並行ランダム化試験の結果が表 6.10 にまとめられている．治験群の有効率は対照群の有効率より優れているかどうか，有意水準 5% で検定せよ．

表 6.10 ある薬剤の二群並行ランダム化試験

	有効	無効	計
治験群 (X)	50	26	76
対照群 (Y)	38	41	79

6.4.2.2 直接検定

次の例に焦点をあて，近似によらず p 値を直接算出する方法について考える．

> **例 6.9** ある殺虫剤を入れた容器に 12 匹の A 種と 18 匹の B 種の害虫をいれ，ちょうど 16 匹の害虫が死んだとき生存していた A 種および B 種の害虫の個体数を調べたところ表 6.11 の様であった．A 種はこの殺虫剤に感受性が鈍いことが知られているが，この実験から A 種の生存率は，B 種のそれより大きいかどうか，有意水準 5% で検定せよ．

前節で学んだ検定は近似 p 値を用いる近似検定であった．表 6.11 のように 2×2 表のどれか一つのセルに度数が 4 以下の観測値がある場合，近似の精度

表 6.11 殺虫剤に対する感受性

	生存	死亡	計
A 種	9	3	12
B 種	5	13	18
計	14	16	30

は良くない．次のように手順で直接 p 値を算出する必要がある．この p 値に基づく検定をフィッシャの**直接法 (Fisher's exact method)**，略して**直接法 (exact method)** という．

- **手順 1.** 帰無仮説と対立仮説を立てる．

  p_A, p_B をそれぞれ A 種，B 種の生存率として

  　　　帰無仮説 $H_0 : p_A = p_B$，　対立仮説 $H_1 : p_A > p_B$

  を立てる．

- **手順 2.** 対立仮説の方向性を見極める．

  表 6.11 のデータは，対立仮説 H_1 の方向を示している．さらに強く H_1 の方向を示すデータの確率はどれくらいだろうか．表 6.11 の周辺和を固定して，表 6.11 よりも，さらに強く H_1 の方向を示す表は，表 6.11 をふくめると表 6.12 に与えた 4 枚である．

- **手順 3.** p 値を算出する．

  H_0 が真であるとしたとき，手順 2 の 4 枚の 2×2 表が生起する確率が p 値である．表 6.13 が起こる確率は，周辺和が固定されていることより，注 3.5 より超幾何分布にしたがう．よって

  $$P_1 = P(表 6.13 | H_0) = \frac{{}_{12}C_9 \cdot {}_{18}C_5}{{}_{30}C_{14}} = 0.013$$

  同様にして $P_2 = P(表 6.14 | H_0) = 0.001$, $P_3 = P(表 6.15 | H_0) = 0.000$, $P_4 = P(表 6.16 | H_0) = 0.000$.

  よって

  　　　p 値 $= P_1 + P_2 + P_3 + P_4 = 0.014$.

- **手順 4.** 判定する

  p 値 $= 0.014 < 0.05$ より「有意水準 5% で，殺虫剤に対する感受性は A 種の

方が B 種よりも有意に低い（p 値=0.014）」と判定する．

表 6.12　観測データより強く H_1 を志向した 4 枚の表

表 6.13

	生存	死亡	計
A 種	9	3	12
B 種	5	13	18
計	14	16	30

表 6.14

	生存	死亡	計
A 種	10	2	12
B 種	4	14	18
計	14	16	30

表 6.15

	生存	死亡	計
A 種	11	1	12
B 種	3	15	18
計	14	16	30

表 6.16

	生存	死亡	計
A 種	12	0	12
B 種	2	16	18
計	14	16	30

注 6.8　両側対立仮説の検定の場合，直接 p 値=2× 片側 p 値とされている．しかし，フィッシャは両側対立仮説の検定に直接法を適用することに否定的であったようである．今日，コンピュータの性能が格段と上がり，データ数 $m+n$ が 500 程度の場合でも直接法によって p 値を算出するコンピュータソフトが開発されている．

演習問題 6.7　二群並行ランダム化試験において，表 6.17 のようなデータが得られている．試験群の有効率は対照群の有効率より大きいか．有意水準 5% で検定せよ．

表 6.17　小規模な二群並行ランダム化試験

	有効	無効	計
対照群	7	8	15
試験群	12	2	14

6.4.3 対応があるデータの比率の差の検定

次の例をイメージして，有意水準 5%の検定を構成し，構成した方法を適用して例の解を与える．

> **例 6.10** 表 6.18 は，皮膚かぶれの患者 51 名に，塗布薬 A を右腕，塗布薬 B を左腕に塗布して効果を見たデータである．A,B に差があるかどうか有意水準 5%で検定せよ．

表 **6.18** 対応がある比率の 2×2 表

	B 剤有効	B 剤無効	計
A 剤有効	11	6	17
A 剤無効	10	24	34
計	21	30	51

目的は，A 剤と B 剤の有効率の比較である．A 剤の有効率を p_A，B 剤の有効率を p_B とおき

$$\text{帰無仮説 } H_0: p_A = p_B \text{ vs. 対立仮説 } H_1: p_A \neq p_B$$

の検定問題について考える．いま，表 6.18 の (i,j) セルの確率を p_{ij} とおくと

$$p_A = p_{11} + p_{12}, \quad p_B = p_{11} + p_{21}$$

とあらわされる．p_A と p_B には共通の p_{11} があるから，H_0 と H_1 は，次のように書き換えることが出来る．

$$H_0: p_{12} = p_{21} \text{ vs. } H_1: p_{12} \neq p_{21}.$$

(1,2) セルと (2,1) セルだけに注目し，しかも (1,2) セルと (2,1) セルの観測値の合計を与えたときの条件付検定を考える．表 6.18 でいえば，逆対角の合計 16 があらかじめ与えられたとみなし，コインを 16 回投げたとき表が 6 回，裏が 10 回出たと考えるのである．このとき，(2,1) セルに入る条件付確率は

$$\theta = \frac{p_{21}}{p_{12} + p_{21}}$$

である．θ を用いて表すと帰無仮説と対立仮説は，さらに次のように書き換えることができる．

$$H_0 : \theta = 0.5 \text{ vs. } H_1 : \theta \neq 0.5.$$

このように，(1,2) セルと (2,1) セルに注目して条件付検定を考えると，問題は 6.4.1 節で学習した二項分布の検定に帰着する．よって，この検定の p 値は次で与えられる．

$$\text{直接 } p \text{ 値} = P(X \leq 6) + P(X \geq 10) = 2\sum_{i=0}^{6} {}_{16}C_i 0.5^i (1-0.5)^{16-i}$$
$$= 2 \times 0.23 = 0.43$$

[**McNemar の検定**]

逆対角のデータ個数が大きければ，次で与えられる近似 p 値を適用することもできる．

$$\text{近似 } p \text{ 値} = P(\chi_1^2 \geq a_o),$$

ただし，a_o はデータを代入したときの，次の統計量の値である．

$$T_M = \frac{(b-c)^2}{b+c},$$

ただし，b, c はそれぞれ (1,2) セルと (2,1) セルに入るデータの個数である．統計量 T から算出される近似 p 値に基づく検定は**マクネマー検定 (McNemar test)** とよばれている．

表 6.18 から，$b = 6, c = 10$．よって $a_o = 1$．これより，近似 p 値=0.317 が求まる．直接 p 値と比べると，この程度のデータの数では近似の精度はよくないことが分かる．

演習問題 6.8 図 6.4 は，ある薬剤を継続摂取している 60 名の患者につい

186   第6章 検定

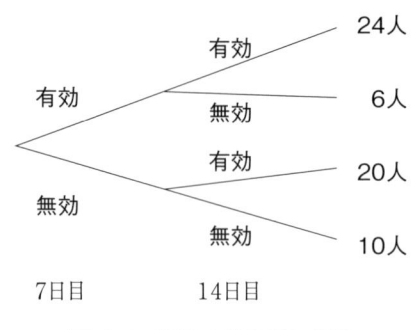

```
                有効 ─── 24人
        有効 ─┤
                無効 ─── 6人
   ─┤
                有効 ─── 20人
        無効 ─┤
                無効 ─── 10人

        7日目    14日目
```

図 **6.4** 薬効の繰り返し測定

て7日目と14日目に繰り返し観察を行い薬効を調べたデータである．7日目の薬効と14日目の薬効は同じかどうか有意水準5%で検定せよ．

6.5 症例数の設計

6.1節で，統計的検定には第一種と第二種の2種類の誤りがあること，p値だけを見て判定する判定では，第一種の誤りをおかす確率を有意水準以下に抑えるが，第二種の誤りは野放しになっていること，有意水準と検出力をあたえて定めた適正な症例数を前提にして初めて，統計的検定が科学的な判定法として妥当性をもつことを学んだ．症例数の決定方法は，対象とする仮説や適用する検定法に依存する．本節では，症例数設計の考え方と，手順について，次の例をイメージして学習する．

> **例 6.11** 二群並行ランダム化試験において，処置群の症例数を n_1, 有効率を p_1, 対照群の症例を n_0, 有効率を p_0 として，帰無仮説 $H_0 : p_1 = p_0$ を対立仮説 $H_1 : p_1 \neq p_0$ に対比させる検定を有意水準5%, 検出力80%で行いたい．必要な症例数を求めよ．

症例数決定の手順

1. 検定方式を定める.

必要な症例数は検定方式に依存するので，まず検定方式を定めなければならない．ここでは，6.4.2 節で学習した，比率の差の近似検定を適用する．この検定は，データを代入した検定統計量

$$Z = \frac{\hat{p}_X - \hat{p}_Y}{\sqrt{(1/m + 1/n)\bar{p}(1-\bar{p})}}, \qquad \left(\bar{p} = \frac{X+Y}{m+n}\right)$$

の値を z_o とおくとき，p 値 $= 2\Big(1 - \Phi(|z_o|)\Big)$ で与えられ p 値 ≤ 0.05 のとき帰無仮説を棄却し，有意水準 5% で有意に $p_1 \neq p_0$ と判定する検定であった．例 6.3 と同様にして，p 値による検定は，次のように書き換えることができる．

$$|z_o| \geq 1.96 \longrightarrow H_0 \text{を棄却して } H_1 : p_1 \neq p_0 \text{を採択}$$
$$|z_o| < 1.96 \longrightarrow H_0 \text{を採択}$$

この検定の有意水準は 5% である．検出力を求めるには，観測値から算出された z_o を確率変数 Z に置き換えて，次を計算すればよい．

$$検出力 = P(|Z| \geq 1.96 \mid H_1)$$

2. 有意水準と検出力を定める

例 6.11 では，有意水準 5% と指定されている．臨床試験では検出力は 80% に定められることが多いが，対象とする問題による．例えば，副作用や毒性の検定の場合，6.1.3 節で学習したように第一種と第二種の過誤の意味が入れ換わるので，有意水準を 20%，検出力を 95% に定めるなどして患者危険過誤をコントロール必要がある．以下では有意水準 5%，検出力 80% として解説を進める．

3. p_0 と p_1 の値を指定する

p_0 は，対照群の有効率である．対照が標準薬の場合，有効率が分かっている場合が多いので，その値を p_0 として利用できる．プラセボの場合は，プラセボ効果を類似研究あるいは，パイロット研究を行って見積もる．p_1 の値は，上で定めた検出力 80% で検出したい差 $|p_1 - p_0|$ を与えて，求める．

例1) $p_0 = 0.6$ のとき p_0 より 15 ポイント高い有効率を検出したければ $p_1 - 0.6 = 0.15$ より $p_1 = 0.75$．

例2) $p_0 = 0.6$ のとき，対照薬が有効であった患者に加え，有効でなかった患者の 20%に有効であることを検出したければ

$$p_1 = 0.6 + 0.2(1 - 0.6) = 0.68$$

4. 症例数決定の公式を利用する

症例数決定公式は，処置群と対照群の症例が等しいと仮定して，この等しい症例数を n とおいて，次のように考えることによって与えられる．すなわち対立仮説の中でも，特に p_0 と p_1 を上で指定した値に定めるとき，検出力は $P(|Z| \geq 1.96 \mid p_0, p_1)$ であらわされるが，この検出力を 80%にしたいのだから，等式

$$0.80 = P(|Z| \geq 1.96 \mid p_0, p_1)$$

を n について解けばよい．この等式を解けば，次の症例数決定公式が導かれる．

$$n = \frac{(1.96 + 1.28)^2 \bigl(p_0(1-p_0) + p_1(1-p_1)\bigr)}{(p_1 - p_0)^2}$$

なお，1.96 は有意水準を 5%としたことからくる標準正規分布の上側 2.5%点 $z_{0.025}$ の値，1.28 は検出力を 80%としたことからくる標準正規分布の上側 20%点，$z_{0.20}$ の値である．有意水準，検出力の指定値を変えれば，これらの値は変わる．

例 6.11 の解 有意水準を 5%，検出力を 80%に指定し，$p_0 = 0.6$, $p_1 = 0.68$

とおく．症例数決定公式より

$$n = (1.96+1.28)^2 \frac{\left(0.6(1-0.6)+0.68(1-0.68)\right)}{(0.68-0.6)^2} = 750.6.$$

よって，一群 751 例，両群合わせて約 1500 例の症例が必要である．

演習問題 6.9 例 6.11 の問題で $p_0 = 0.45$, とする．また，対照薬が有効であった患者に加え，有効でなかった患者の 20%を有効にする薬剤を 80%の検出力で検出する臨床試験の必要症例数を求めよ．ただし有意水準は 5%とする．

第7章　回帰モデル

　回帰モデルは，複数の変数がどのように関連しているのか，その構造をとらえるための多変量解析 (multivariate analysis) とよばれる手法の中でも最も基礎的な統計手法の一つである．また，単に変数間の関係構造をとらえるだけではなく，関心ある事象の予測ができるという強力な道具でもある．こうした理由からか，回帰モデルはその発祥が今から約150年も前にさかのぼるにも関わらず，現在も医学研究にひんぱんに用いられている．

　7.1 節では，単回帰モデルについて，5.2 節で学んだことがらの復習を行う．7.2 節では，重回帰モデルについて学習する．単回帰モデルでは，関心のある変数（目的変数）を説明するために1つの変数（説明変数）を用いたが，重回帰モデルでは説明変数が複数個ある場合のモデルである．重回帰モデルの特別な場合として，7.3 節では，目的変数が2値のときの，ロジスティック回帰モデルをとりあげる．

7.1　単回帰モデル

7.1.1　5.2 節の復習

　図 7.1 は表 7.1 に与えられたデータの中から SBP（収縮期血圧）と BMI (Body Mass Index) をとりだし，縦軸 (Y) に SBP，横軸 (X) に BMI をとってプロットした散布図である．図中の直線は，5.2 節で学んだ回帰直線である．回帰直線とは，次のような直線であった．繰り返しになるが，復習しておく．

- 回帰直線は，次の数式で与えられる．この直線を**単回帰モデル** (simple regression model) という．

$$y = \beta_0 + \beta_1 x.$$

ただし, x は X(BMI) の任意の値で, y は X の値が x のときの Y の値である. このモデルが定まれば, BMI を 1 単位下げれば SBP をどれだけ下がることができるか等の問題を, モデルを用いて評価できる.

- 未知母数 β_0 と β_1 は直線がデータに最も良くフィットするように決める. すなわち, i 番目のデータ (x_i, y_i) は

$$y_i = \beta_0 + \beta_1 x_i + \epsilon_i$$

とあらわされる, ただし ϵ_i は誤差である (図 5.3 参照). よって, β_0 と β_1 は誤差の二乗の和

$$Q = \sum_{i=1}^{n} \epsilon_i^2 = \sum_{i=1}^{n} \left(y_i - (\beta_0 + \beta_1 x_i) \right)^2$$

が最小になるように定める. これを最小二乗法とよんだ.

- 他方, 誤差 $\epsilon_1, \epsilon_2, \ldots, \epsilon_n$ が互いに独立に正規分布 $N(0, \sigma^2)$ にしたがうと仮定して尤度関数を構成し, 尤度関数から β_0 と β_1 を推定するするのが最尤推定法であった. 回帰直線の推定問題では最尤推定法と最小二乗推定法は一致した.

- 推定量 $\hat{\beta}_1$ をその標準誤差 (SE) で標準化した

$$T = \frac{\hat{\beta}_1}{SE}$$

は, $\beta_1 = 0$ の下で, SE の自由度と同じ自由度をもつ t 分布にしたがう. 特に, データの個数が多いとき T の分布は, 最尤推定量の漸近正規性 (定理 5.4) より, $\beta_1 = 0$ の下で標準正規分布 $N(0,1)$ で近似できた.

7.1.2 検定と信頼区間

上のことから, 統計量 T を用いて検定を行ったり, 信頼区間を構成したりすることができる.

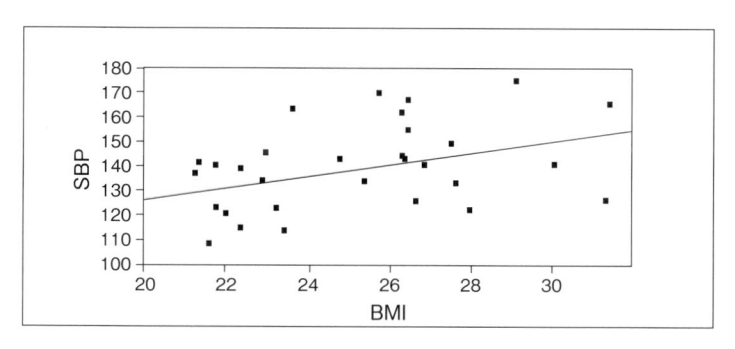

図 **7.1** SBP と BMI の散布図

β_1 の検定 帰無仮説 $H_0 : \beta_1 = 0$ を対立仮説 $H_1 : \beta_1 \neq 0$ に対比する検定のは，データから算出される T の値を t_o とするとき，p 値は次式で与えられる．

$$\text{p 値} = 2P(T_\nu \geq |t_o| \mid H_0)$$

ただし，T_ν は自由度 ν の t 分布にしたがう確率変数，ν は SE（標準誤差）に由来する自由度である．データの個数が多いとき，最尤推定量の漸近正規性を用いて算出された近似的 p 値

$$\text{p 値} \approx 2\left(1 - \Phi(|t_o|)\right)$$

を用いて検定が行われることがある．この p 値に基づく検定は**ワルド検定 (Wald test)** とよばれている．

信頼区間 β_i の信頼度 95%の信頼区間は β_i の推定量を $\hat{\beta}_i$，標準誤差を SE_i であらわすと，t 分布から構成される場合は

$$\hat{\beta}_i \pm t_\nu(0.025)\text{SE}_i, \qquad (i = 0, 1)$$

ただし，$t_\nu(0.025)$ は，自由度 ν の t 分布の上側 2.5%点である．また，漸近正規性を利用して近似的に構成される場合は，次のように与えられる．

$$\hat{\beta}_i \pm 1.96\text{SE}_i, \qquad (i = 0, 1).$$

p 値 ≤ 0.05 のとき, 帰無仮説 H_0 は棄却され $\beta_1 \neq 0$ とされる. 特に, $\beta_1 > 0$ のとき X と Y の間に**正の相関** (positive correlation) があるという. また, $\beta_1 < 0$ のとき X と Y の間に**負の相関** (negative correlation) があるという.

7.1.3 ピアソンの相関係数

図 7.1 において, プロットした点が直線のより近くにバラついていればいるほど説明変数 X と目的変数 Y の関連性が強いといえる. 究極はすべての点が直線上にある場合であるが, このときは X の値が分かれば Y の値も分かる. いま, X と Y のペア (X,Y) に対する n 個の観測値を $(x_1,y_1),(x_2,y_2),\ldots,(x_n,y_n)$ で表す. このとき, X と Y の関連性の強さを示すモノサシとして, 次の r がよく用いられる.

$$r = \frac{\sum_{i=1}^{n}(x_i - \bar{x})(y_i - \bar{y})}{\sqrt{\sum_{i=1}^{n}(x_i - \bar{x})^2 \sum_{i=1}^{n}(y_i - \bar{y})^2}}$$

r は 1900 年にピアソン (Pearson) によって提案されたことにちなんで**ピアソンの相関係数** (Pearson's correlation coefficient) とよばれている. ピアソンの相関係数は $-1 \leq r \leq 1$ をみたし, r^2 が 1 に近いほど X と Y の強い相関関係を表す. 特に, $r = \pm 1$ のとき, 散布図のすべての点は直線上にある. また, $r > 0$ のときは X と Y は正の相関がある. また, $r < 0$ のときは X と Y は負の相関がある. 特に, 数学的に次の関係式を示すことができる.

$$\hat{\beta}_1 = r\frac{S_Y}{S_X},$$

ただし

$$S_X^2 = \sum_{i=1}^{n}(x_i - \bar{x})^2, \qquad S_Y^2 = \sum_{i=1}^{n}(y_i - \bar{y})^2.$$

このことから, 次が導かれる.

> 変数 X と変数 Y の間に相関があるか，ないかの相関の検定は，回帰直線の傾き β_1 に関する $H_0: \beta_1 = 0$ vs. $H_1: \beta_1 \neq 0$ の検定と同じである．

7.1.4 分散分析

$$\hat{y}_i = \hat{\beta}_0 + \hat{\beta}_1 x_i$$

は，推定された回帰直線から推測される $X = x_i$ のときの Y の値である．$\hat{y}_i$ を **モデルに基づく $X = x_i$ での Y の予測値**という．次の関係式が成り立つ．

$$\sum_{i=1}^n (y_i - \bar{y})^2 = \sum_{i=1}^n (y_i - \hat{y}_i)^2 + \sum_{i=1}^n (\hat{y}_i - \bar{y})^2. \tag{7.1}$$

この関係式は

全変動=(回帰により説明されない変動) + (回帰により説明される変動)

を表している．全変動の自由度は $n-1$，すなわちデータの個数 -1 である．回帰により説明される変動の自由度は説明変数に対応するパラメータ数である．回帰直線の場合は 1 である．回帰により説明されない変動の自由度は両者の差，すなわち $n - 1 - 1 = n - 2$ である．

回帰により説明されない変動は，モデル予測値 $\hat{y}_i$ と 測定値 y_i の差の二乗和であるため **残差二乗和 (residual sum of square)**，あるいは **誤差二乗和** とよばれることも多い．よいモデルほど残差二乗和は小さくなる．

定理 3.17 で学習したことから，統計量

$$F = \frac{\text{回帰により説明される変動}/1}{\text{残差二乗和}/(n-2)}$$

は，帰無仮説「$H_0: X$ を説明変数とする単回帰モデルでは Y の変動は説明されない」の下で自由度対 $[1, n-2]$ の F 分布にしたがう．F の分子が大きいほど，Y の変動は回帰によって多く説明されるから，データから算出される

F の値を F_o とすると p 値 $= P(F_{1,n-2} \geq F_o)$ で与えられる,ただし $F_{1,n-2}$ は自由度対 $[n-2, 1]$ の F 分布に従う確率変数である. p 値 ≤ 0.05 なら, 有意水準 5% で回帰モデルは目的変数 Y の変動の説明に有意に役立っている, と判定する.

全変動を分解して行う以上のような解析を**分散分析 (analysis of variance)** という. 回帰分析の多くのコンピュータソフトでは, 全変動を**全体**, 回帰により説明される変動を**モデル**, 回帰により説明されない変動のことを**残差 (residual)** などとよんで計算結果をアウトプットする. 特に, 単回帰の場合, 傾きの係数 β_1 が 0 なら, 説明変数 X は目的変数 Y を全く説明しないから, 分散分析の検定結果は $H_0: \beta_1 = 0$ vs. $H_1: \beta_1 \neq 0$ に対する検定結果と一致する.

7.1.5 決定係数

$$R^2 = 1 - \frac{\sum_{i=1}^{n}(y_i - \hat{y}_i)^2}{\sum_{i=1}^{n}(y_i - \bar{y})^2}$$

を**決定係数 (coefficient of determination)** という. 良いモデルほど, 残差二乗和は小さくなる. いい換えれば, 決定係数の右辺の分数の分子の値が小さくなり, 決定係数の値は 1 に近づく. このことから, 決定係数はモデルのよさを示す一つのモノサシとして使われている. 特に, 単回帰の場合には R^2 はピアソンの相関係数の二乗と一致する. したがって, 決定係数の値が 1 に近いほど, よいモデルである. しかしながら, 次節で述べる説明変数が複数個ある重回帰モデルの場合, 決定係数の値が 1 に近くても必ずしもよいモデルとはいえない. よいモデルなら決定係数の値は 1 に近くなるが, この逆は成り立たないからである. 重回帰モデルでは, 説明変数の個数, つまり未知パラメータの個数を, 例え説明の役に立たないものであっても, 増やせばふやすほど R^2 の値は 1 に近づく. この弱点を補う目的で**調整決定係数 (adjusted**

R^2) が提案されている.詳細は省くが,調整決定係数は,説明の役に立たない変数を加えても R^2 の値が増加しないよう調整された決定係数である.

7.1.6 データの解析

> **例 7.1** 表 7.1 に与えられたデータの中から SBP を目的変数 Y, BMI を説明変数 X として単回帰モデルによる回帰分析を行え.

解 回帰分析は,様々な統計ソフトで行うことができる.無料でネット上から入手でき,そのうえ統計家の間で広く普及している統計プログラム "R" がおすすめだが,ここでは最も安直に,多くのパソコンに装置してある Microsoft Excel の分析ツール内の回帰分析を用いて解析する.Excel を開いたとき,上部窓のツールの中に「分析ツール」が入っていなければアドインを開いて「分析ツール」を読み込んでおく必要がある.まず,データのインプットの仕方,次にアウトプットの解析について解説する.

データインプットの手順

1.「ツール」→「分析ツール」と進んで「回帰分析」を開く. 2.「入力 Y 範囲 (Y)」にデータシートの Y のデータの範囲をクリックしてインプット. 3.「入力 X 範囲 (X)」にデータシートの X のデータの範囲をクリックしてインプット. 4. いくつかのオプションがあるが,習熟したあとに使うことにして無視し,「一覧の出力先」を指定して OK をクリックする.

アウトプット

図 7.2 に単回帰モデル

$$y = \beta_0 + \beta_1 x$$

による解析結果を与えた.この統計ソフトでは,回帰統計として,R, R^2, 調整 R^2, 標準誤差および解析に使用したデータの個数がアウトプットされている.上に用いた用語と若干異なる用語が使われているが,容易に対応できると思う.回帰統計より,SBP と BMI のピアソン相関係数は $r = 0.46$ であまり

表 7.1　Framingham Heart Study データの一部

番号	SBP	BMI	AGE	SEX	SMOKE	TC
1	106	27.0	39	1	0	195
2	107	23.0	38	1	1	223
3	121	28.7	46	2	0	250
4	105	29.4	52	2	0	260
5	108	28.5	58	2	0	237
6	128	25.3	48	1	1	245
7	141	25.3	54	1	1	283
8	150	28.6	61	2	1	225
9	183	30.2	67	2	1	232
10	130	23.1	46	2	1	285
11	109	23.5	51	2	1	343
12	143	18.3	59	2	1	314
13	180	30.3	43	2	0	228
14	177	31.4	49	2	0	230
15	180	31.2	55	2	0	220
16	138	33.1	63	2	0	205
17	149	36.8	70	2	0	220
18	100	21.7	45	2	1	313
19	110	23.5	52	2	0	302
20	110	22.0	57	2	1	320
21	142	26.4	52	1	0	260
22	132	25.4	58	1	0	292
23	168	25.7	64	1	0	280
24	162	23.6	43	1	1	225
25	147	27.5	49	1	0	258
26	173	29.1	55	1	0	211
27	133	22.9	50	2	0	254
28	122	24.5	44	1	1	266
29	120	22.0	62	2	0	291
30	128	19.2	50	2	1	190

SBP：収縮期血圧, BMI：Body Mass Index, AGE：年齢,
SEX（1：男, 2：女）, SMOKE（0：非喫煙, 1：喫煙），
TC：総コレステロール値

大きくないこと,これを反映して $R^2 = 0.21$ の値も大きくないことが分かる.
しかし,次に与えられた分散分析表をみると,F 検定の結果は有意水準 5% で
有意であり,単回帰モデルが BMI と SBP の関連性を示す有意なモデルであ
ることが示されている(p 値=0.01).次に,β_0, β_1 の推定値,標準誤差 (SE),
データを代入したときの統計量 $T = \hat{\beta}_i/\text{SE}_i$ の値, p 値および β_0, β_1 の信頼
度 95% の信頼区間が与えられている.この統計ソフトでは検定の p 値は自由
度 28 の t 分布から算出されている.また,信頼区間も自由度 28 の t 分布の上
側 2.5% 点である 2.048 を用いて,7.1.2 節で与えた公式から算出されている.
推定された回帰直線は $y = 62.58 + 2.82x$ である.

回帰統計	
重相関 R	0.46
重決定 R2	0.21
補正 R2	0.18
標準誤差	23.23
観測数	30

分散分析表	自由度	変動	分散	観測された分散比	有意 F
回帰	1	4040.26	4040.26	7.49	0.01
残差	28	15107.54	539.55		
合計	29	19147.80			

	係数	標準誤差	t	p-値	下限95%	上限95%
切片	62.58	27.42	2.28	0.03	6.42	118.74
X 値 1	2.82	1.03	2.74	0.01	0.71	4.94

図 **7.2** SBP を目的変数, BMI を説明変数とする単回帰モデルによる回帰分析のア
ウトプット

演習問題 7.1 表 7.1 に与えられたデータの中から SBP(収縮期血圧)と
AGE(年齢)をとりだし, SBP を Y, AGE を X として,単回帰モデルによ
る回帰分析を行え.

7.2 重回帰モデル

単回帰モデルでは，目的変数を説明するために 1 つの変数を用いた．しかし，実際には，複数の変数が観測され，しかもどの変数が目的変数の変動に強く関係しているのか不明である場合が多い．この節では次の例に焦点をあて，目的変数の説明に複数の説明変数を取り込んだ重回帰モデルと呼ばれるモデルについて述べる．また，複数の説明変数の中から，モデルに有効な変数を選択してモデルを作成する方法についても触れる．

7.2.1 重回帰モデルとは

> **例 7.2** 表 7.1 は，米国マサチューセッツ州フラミンガム地区で 1948 年から 50 年以上継続して行われ，世界中の医師に Framingham Heart Study として知られている心疾患に関するコホート研究から得られたデータの一部である．30 名の各個体について，単回帰モデルで用いた SBP, BMI, AGE のほかに SEX（男 1，女 0），TC（総コレステロール），SMOKE（喫煙 1，非喫煙 0）の値が与えてある．単回帰モデルを拡張したモデル
>
> $$\mathrm{SBP} = \beta_0 + \beta_1 \mathrm{BMI} + \beta_2 \mathrm{AGE} + \beta_3 \mathrm{SEX} + \beta_4 \mathrm{TC} + \beta_5 \mathrm{SMOKE}$$
>
> で SBP と他の因子との関連性を表したい．$\beta_1, \ldots, \beta_5$ の推定値を求めよ．また，帰無仮説 $H_0 : \beta_i = 0$ vs. $H_1 : \beta_i \neq 0$ の検定を $i = 1, 2, 3, 4, 5$ の各々について行い BMI, AGE, SEX, TC, SMOKE の中で SBP と有意に関連している因子を選び出し，最終的に SBP を説明するモデルを求めよ．

独立変数 Y と p 個の説明変数 $X_1, X_2, \ldots, X_p$ について 単回帰モデルを拡張した

$$y = \beta_0 + \beta_1 x_1 + \beta_2 x_2 + \cdots + \beta_p x_p$$

を**重回帰モデル** (multiple regression model) という.ただし,小文字の $x_1, x_2, \ldots, x_p$ は $X_1, X_2, \ldots, X_p$ の任意の値を意味し,y は $X_1, X_2, \ldots, X_p$ がこの値のときの Y の値を意味する.$\beta_0, \beta_1, \ldots, \beta_p$ は**回帰係数** (regression coefficient) とよばれる未知パラメータで,データに重回帰モデルが最も良くフィットするように定める.その考え方は単回帰モデルの場合と同じであって,概要は以下のようである.n 個体から得られたデータを $(y_i, x_{1i}, x_{2i}, \cdots, x_{pi}), i = 1, 2, \cdots, n$,とあらわす.例 7.2 では,$n = 30, p = 5$ である.これらのデータは重回帰モデルの周りにバラついているから,第 i 番目の個体のデータは,次のようにあらわすことができる.

$$y_i = \beta_0 + \beta_1 x_{1i} + \beta_2 x_{2i} + \cdots + \beta_p x_{pi} + \epsilon_i,$$

ただし,$\epsilon_1, \epsilon_2, \ldots, \epsilon_n$ はそれぞれ互いに独立に同一の正規分布 $N(0, \sigma^2)$ にしたがう誤差である.$\beta_0, \beta_1, \ldots, \beta_p$ は,この誤差の二乗和,すなわち

$$Q = \sum_{i=1}^{n} \epsilon_i^2 = \sum_{i=1}^{n} \left(y_i - (\beta_0 + \beta_1 x_{1i} + \beta_2 x_{2i} + \cdots + \beta_p x_{pi}) \right)^2$$

を最小とするように定める.この推定法は最小二乗法とよばれたが,回帰モデルの場合は最小二乗法と最尤法は一致する.$\hat{\beta}_i$ を β_i の推定量とすると,次の数学的事実が証明できる.

> **数学的事実 7.1** $\hat{\beta}_i$ をその標準誤差 (SE_i) で標準化した
>
> $$T_i = \frac{\hat{\beta}_i}{\mathrm{SE}_i}$$
>
> は,$\beta_i = 0$ の下で,SE_i の自由度と同じ自由度をもつ t 分布にしたがう.特に,データの個数が多いとき T_i の分布は,$\beta_i = 0$ のとき標準正規分布 $N(0,1)$ で近似できる $(i = 1, 2, \ldots, p)$.

7.2.2 分散分析

説明変数の値 $x_{1i}, x_{2i}, \ldots, x_{pi}$ を推定された重回帰モデルに代入してえら

れる値

$$\hat{y}_i = \hat{\beta}_0 + \hat{\beta}_1 x_{1i} + \hat{\beta}_2 x_{2i} + \cdots + \hat{\beta}_p x_{pi}$$

は, $X_i = (X_{1i}, \ldots, X_{pi}) = (x_{1i}, \ldots, x_{pi})$ における, 重回帰モデルから推定される Y のモデル予測値である. y_i と $\hat{y}_i$ の差の二乗和

$$\text{RSS} = \sum_{i=1}^{n} (y_i - \hat{y}_i)^2$$

は, 残差平方和 (RSS) である. 単回帰モデルの場合と同様, 全変動は次のように分解される.

全変動=RSS + (回帰により説明される変動)

全変動の自由度は $n-1$, すなわちデータの個数 -1 である. 回帰により説明される変動の自由度は説明変数に対応するパラメータ数, すなわち p である. 残差二乗和の自由度は両者の差, すなわち $n-1-p = n-p-1$ である. 定理 3.17 で学習したことから統計量

$$F = \frac{\text{回帰により説明される変動}/p}{\text{RSS}/(n-p-1)}$$

は, 帰無仮説 H_0: 回帰によって Y の変動は説明されない, の下で自由度対 $[p, n-p-1]$ の F 分布にしたがう. 分散分析法は, このことを利用して「H_0: 回帰によって Y の変動は説明されない」(すなわち, $\beta_1 = \cdots = \beta_p = 0$) vs. 「$H_1$: Y の変動は回帰によって説明される」の検定を行う. いま, F の分子が大きいほど, Y の変動は回帰によって多く説明されるから, データから算出される F の値を F_o とすると p 値は次で与えられる.

$$\text{p 値} = P(F_{p,n-p-1} \geq F_o),$$

ただし $F_{p,n-p-1}$ は自由度対 $[p, n-p-1]$ の F 分布に従う確率変数である. この確率は, 例えば Excel の統計関数 FDIST を利用して算出できる. p 値 ≤ 0.05 のとき, 有意水準 5%で p 個の説明変数を用いた重回帰モデルは目的変数 Y の説明に有意に役立っている, と判定する.

7.2.3 回帰係数の信頼区間と検定

数学的事実 7.1 より β_i の信頼度 95%の信頼区間は，t 分布から構成される場合は

$$\hat{\beta}_i \pm t_\nu(0.025)\mathrm{SE}_i, \qquad (i = 0, 1, \ldots, p)$$

ただし，$t_\nu(0.025)$ は自由度 ν の t 分布の上側 2.5%点である．また，漸近正規性を利用して近似的に構成される場合は，次式で与えられる．

$$\hat{\beta}_i \pm 1.96\mathrm{SE}_i, \qquad (i = 0, 1, \ldots, p).$$

帰無仮説 $H_0 : \beta_i = 0$ を 対立仮説 $H_1 : \beta_i \neq 0$ に対比して行う回帰係数の検定も，t_{io} をデータを代入したときの T_i の値とし，$T_{i\nu}$ を自由度 ν の t 分布にしたがう確率変数とするとき，数学的事実 7.1 より p 値が次のように与えられるので

$$\text{p 値} = 2P(T_{i\nu} \geq |t_{io}|)$$

p 値 ≤ 0.05 のとき，有意水準 5%で $\beta_i \neq 0$ (p 値=$\cdots$) と判定し，p 値 > 0.05 のとき，有意水準 5%で $\beta_i \neq 0$ はいえない (p 値=$\cdots$)，と判定する．

なお，漸近的正規性を用いるワルドの検定では p 値は，次で与えられる．

$$\text{p 値} = 2(1 - \Phi(|t_{io}|)),$$

ただし，Φ は標準正規分布の分布関数である．

7.2.4 モデルを作る

p 個の説明変数 $X_1, X_2, \ldots, X_p$ すべてが目的変数 Y の説明に有効であるとは限らない．p 個の中の本質的ないくつかの説明変数だけで Y の変動を説明するモデルを作るべきである．それにはどうすればよいのか，というのが本節の主題である．

重回帰モデルは，多様な目的のために使われているが，その用途は予測と関連性の解析に大別できる．モデルを作るときは，重回帰モデルの用途を考慮しなければならない．

予測が目的とされる場合は，p 個の説明変数候補の中から目的変数 Y の予測に最も有効な説明変数を選択し，選択された説明変数と Y の間に重回帰モデルを構築し，説明変数に新たなデータが与えられたとき構築されたモデルを用いて Y の値が予測される．このとき，予測の精度を高めるようにモデルを作ることが重要である．

他方，関連性の解析が目的とされる場合は，Y と特定の説明変数間の関連性の強さを調べることが研究の目的とされる．つまり，回帰係数の値がゼロであるか否かの検定や回帰係数の推定が問題とされる．このとき，検定や推定の結果が他の説明変数の影響を受けて容易に変わり得る．関連性の解析では，現データから見出された関連性の強さが新しくとられたデータや類似の研究において同様に成り立つかという再現性に焦点を当ててモデルを作ることが重視されなければならない．両者には，本質的に異なる微妙な違いがあるが，以下では次の例を対象にして，予測の観点から後者の観点にも留意しながら，重回帰モデルの作り方について考える．

> **例 7.3** 表 7.2, 表 7.3 は，50 名の男子大学生から測定された，スネの長さ (X_1)，首の長さ (X_2)，体重 (X_3)，身長 (Y) のデータである．身長を目的変数，スネの長さ，首の長さ，体重を説明変数候補として，身長を最もよく説明する重回帰モデルを作れ．なお，表 7.2, 表 7.3 のデータは解説のために作成した人工データである．

7.2.4.1 考え方

分かり易くするため，個体番号 1〜30 の学生データを**学習データ** (learning data) と名づけ表 7.2 に与えた．また，個体番号 31〜50 のデータをテスト

表 7.2 男子大学生の身体計測データ（学習データ）

	番号	スネの長さ (X_1)	首の長さ (X_2)	体重 (X_3)	身長 (Y)
学習データ	1	30.5	10.1	57.9	168.0
	2	32.1	10.9	58.9	170.8
	3	29.2	9.8	60.3	169.5
	4	28.6	9.1	58.6	168.5
	5	30.1	10.6	58.2	169.4
	6	30.6	10.3	63.5	172.8
	7	30.0	10.4	57.6	166.5
	8	27.9	8.4	57.4	166.1
	9	20.3	6.9	56.5	157.8
	10	34.4	11.0	59.4	175.8
	11	32.9	10.8	57.6	170.4
	12	32.5	10.0	59.2	171.9
	13	27.2	9.4	60.7	167.3
	14	29.8	10.5	61.8	172
	15	30.9	10.3	62.6	171.6
	16	30.9	9.9	60.4	171.8
	17	28.4	9.0	59.7	168.9
	18	28.4	8.6	59.9	167.8
	19	32.0	11.3	58.3	170.2
	20	30.1	9.4	61.5	171.8
	21	30.4	10.7	60.6	170.5
	22	28.0	9.5	61.4	168.6
	23	26.6	8.0	65	168.9
	24	29.0	9.9	58.4	168.8
	25	28.0	9.3	60.5	168.3
	26	28.0	9.1	55.9	165.8
	27	27.7	9.8	59.4	167.7
	28	31.9	11	61.5	172.4
	29	30.4	9.7	59.3	170.0
	30	25.3	7.4	58.7	165.5

データ (test data) とよぶことにして表7.3に与えた．以下では，重回帰モデルを学習データから作り，その挙動をテストデータを用いて調べることにする．

相関行列 X_1, X_2, X_3, Y それぞれの変数についてピアソンの相関係数を算出し，表7.4のようにまとめる．この表のことを**相関行列 (correlation**

表 7.3 男子大学生の身体計測データ（テストデータ）

	番号	スネの長さ (X_1)	首の長さ (X_2)	体重 (X_3)	身長 (Y)
テストデータ	31	33.5	11.9	61.6	172.0
	32	30.9	9.2	58.4	171.2
	33	30.5	10.3	61.9	171.6
	34	28.3	9.2	60.6	169.4
	35	32.1	11.1	54.5	172
	36	32.5	11.4	61.4	172.4
	37	32.8	11.1	59.7	171.6
	38	27.7	9.0	60.1	169.1
	39	31.1	10.6	56.1	169.0
	40	26.6	8.9	57.5	166.9
	41	30.7	10.7	61.9	171.3
	42	34.1	10.8	60.0	174.5
	43	30.2	10.6	59.7	170.0
	44	27.0	8.8	58.7	166.8
	45	29.4	9.9	59.0	169.0
	46	32.4	11.5	64.0	172.1
	47	28.0	9.6	63.0	167.5
	48	29.9	10.2	61.7	170.6
	49	33.6	11.3	57.4	173.5
	50	31.6	10.9	62.5	172.1

matrix) という. 表 7.4 は, 表 7.2（学習データ）から作成された相関行列である.

表 7.4 表 7.2 の学習データから算出した相関行列

	X_1	X_2	X_3	Y
X_1	1	0.89	0.10	0.84
X_2	0.89	1	0.13	0.74
X_3	0.10	0.13	1	0.54
Y	0.84	0.74	0.54	1

1 個の説明変数を用いてモデルを作る　表 7.4 は, 身長 (Y) と最も相関が強い説明変数はスネの長さ (X_1) であることを示している. よって, 説明変数一つ

で Y との関係を最もよくとらえるモデルは, X_1 を用いて

$$y = \beta_0 + \beta_1 x_1$$

であらわされる. 単回帰分析によって β_0, β_1 の推定値を求めると, このモデルは具体的に次のように与えられ, 決定係数と残差平方和はそれぞれ $R_1^2 = 0.775$, $\text{RSS}_1 = 65.57$ である.

$$y = 138.20 + 1.05 x_1. \tag{7.2}$$

2個の説明変数を用いてモデルを作る 次に, 2個の説明変数で 身長 (Y) を説明するモデルを作ることについて考える. 表7.4は, スネの長さ (X_1) の次に Y と相関が高いのは 首の長さ (X_2) であることを示している. まず, X_1 と X_2 を用いてモデルを作ってみよう. 次のモデルは, スネの長さ (X_1) と首の長さ (X_2) を説明変数として重回帰分析を行って得られたモデルである.

$$y = 137.88 + 1.21 x_1 - 0.43 x_2. \tag{7.3}$$

このモデルの決定係数は $R_2^2 = 0.780$, 残差平方和は $\text{RSS}_2 = 64.19$ で, 決定係数の値はモデル (7.2) よりも大きく, 残差平方和は小さい. つまり, 決定係数または残差平方和を見る限りモデル (7.3) は, モデル (7.2) よりも良いモデルのように思える.

しかしながら, モデル (7.3) をよく見てみよう. 表7.4は身長と首の長さの相関係数の値は 0.74 であり, 強い正の相関があることが示されているにもかかわらずモデル (7.3) は, 首の長さが 1cm 増えれば身長が 0.43cm 減ること. いい換えれば, 身長と首の長さに負の相関関係があることを示している. モデル (7.3) は医学的に受け入れ難い.

なぜ, このようなモデルが作られたかを理解しておくことは, 重回帰分析の本質を理解する上で極めて重要である.

モデル (7.3) において，x_2 の係数 -0.43 は，スネの長さで調整したときの身長と首の長さの関係をあらわす．スネの長さで調整するということを分かりやすくいえば，同じスネの長さをもつ男子大学生達の中での身長と首の長さの関係ということである．表7.4は，スネの長さと首の長さ間には強い相関 ($r = 0.88$) があることを示している．このとき，すねの長さが同じ学生は，首の長さも似たり寄ったり，いい換えれば，スネの長さで調整すると，首の長さもそれに引っ張られてしまい身長と首の長さの関連性は消えてなくなるか，あるいはモデル (7.3) のように負になったりするのは当たり前ということになる．このことは，一般的に**多重共線性 (multi-colinearity)** とよばれているが，特にバイオ統計学では**調整しすぎ (over matching)** とよばれている．上のことから，次の教訓が得られる．

> **教訓1.** 変数 X_1 を重回帰モデルに取り込んだとき，X_1 と相関が強い変数はモデルに取り込むべきではない．X_1 かこの変数のどちらか一方を代表選手として選んでモデルに取り込むべきである．特に，重回帰モデルを目的変数と説明変数の関連性を調べるために利用するとき，相関が強い二つの説明変数をモデルに取り込むと調整しすぎが生じ，有意であったものが有意でなくなるおそれがある．

次に，スネの長さ (X_1) と体重 (X_3) の組を説明変数とするモデルを作ると，次のように与えられる．このモデルの決定係数は $R_3^2 = 0.933$, 残差平方和は RSS= 18.22 である．

$$y = 102.11 + 0.99x_1 + 0.63x_3 \qquad (7.4)$$

モデル (7.4) は，医学的に妥当なモデルであって，モデル (7.3) よりも大きな値の決定係数または小さな値の残差平方和も示している．このことから，次の教訓が得られる．

> **教訓2.** 同じ個数の説明変数をもつ二つのモデルでは，決定係数が大きいモデル，あるいは残差平方和が小さい方がよいモデルである．

7.2 重回帰モデル

では,説明変数の異なるモデルではどうであろうか.次に説明変数が3個のモデルを考えてみよう.

3個の説明変数を用いてモデルを作る スネの長さ (X_1), 首の長さ (X_2), 体重 (X_3) のすべての説明変数を用いた方が身長 (Y) を説明する良いモデルが作れるかもしれない.次のモデルは,すべての説明変数を用いた重回帰分析の結果である.

$$y = 102.07 + 1.11x_1 - 0.33x_2 + 0.63x_3 \tag{7.5}$$

このモデルの決定係数は $R_4^2 = 0.940$, 残差平方和は $\text{RSS}_4 = 17.44$ である.モデル (7.4) の決定係数はモデル (7.3) の決定係数の値より大きい.また,残差二乗和は小さい.しかしながら,X_2 の回帰係数は再び負で,モデル (7.4) は,医学的に受け入れ難い.このことから,説明変数の個数が違う二つのモデルの比較では,決定係数や残差平方和は妥当なモノサシではないことが分かる.

モデルの評価 モデル (7.2), (7.4), (7.5) を新しいデータに当てはめ,予測の観点からモデルの良さを評価してみよう.この目的のために,表 7.3 の個体番号 31〜50 のデータを**テストデータ**としてとっておいた.テストデータの説明変数の値をモデルに代入したときの Y の値を**予測値 (predicted value)** という.すなわち,テストデータの説明変数の値,および予測値を*をつけて表すことにすると

モデル (7.2) に基づく予測値:$\hat{y}_i^* = 138.20 + 1.05 x_{1i}^*$,
モデル (7.4) に基づく予測値:$\hat{y}_i^* = 102.11 + 0.99 x_{1i}^* + 0.63 x_{3i}^*$,
モデル (7.5) に基づく予測値:$\hat{y}_i^* = 102.07 + 1.11 x_{1i}^* - 0.33 x_{2i}^* + 0.63 x_{3i}^*$.

テストデータの Y の値 y_i と予測値 $\hat{y}_i^*$ の差の二乗和の平均,すなわち $\sum (y_i - \hat{y}_i^*)^2 /$(テストデータの個数),のことを**予測誤差 (prediction error)** という.表 7.5 の第 3 列に,表 7.3 のテストデータから算出した予測誤差をモ

デル (7.2), (7.4), (7.5) のそれぞれについて与えた．表より，モデル (7.4) の予測誤差が最小である．すなわち，予測の観点からもモデル (7.4) が最も良いモデルであることが分かる．

表 7.5 残差平方和 (RSS), 予測誤差, AIC

モデル	RSS	予測誤差	AIC
モデル (7.2)	65.57	2.94	192.4
モデル (7.4)	18.22	1.64	132.63
モデル (7.5)	17.44	0.95	133.17

オーバーフィティング 学習データから算出された残差平方和 RSS とテストデータから算出された予測誤差は，見かけは同一であるが決定的に異なっている．上の例で見たように，RSS は説明変数の個数，すなわちパラメータの個数を増やせば単調に減少する．他方，予測誤差はそうではない．図 7.3 にみられるように予測誤差はパラメータの個数を増やせば最初は減少するが，パラメータ数をさらに増やせば増加に転じる．精度とバイアスのトレードオフが起こるためである．増加に転じる直前のパラメータ数をもつモデルが予測の観点から最もよいモデルである．このパラメータ数以上のパラメータ，すなわち説明変数をもつモデルのことを**オーバーフィティング (over fitting)** という．

関連性の解析に対して，予測の観点から選ばれたモデルは医学的観点から必ずしもよいモデルとなっているとは限らない．この点に関して，1.3.1 節の手順 4, および 7.4.5 節の手順 4 を見て欲しい．

AIC によるモデル選択 貴重なデータの中からテストデータを設定して予測誤差を最小にするモデルを決定するのは実際的ではない．赤池弘次元統計数理研究所長は，広く **AIC**（**赤池情報量規準**）とよばれる基準を開発し，現

7.2 重回帰モデル

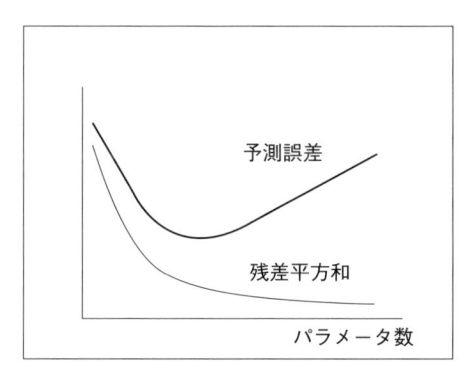

図 **7.3** 残差平方和 (RSS) と予測誤差

データに基づきながら新しいデータに対する予測の観点でよいモデルを選択する画期的な基準を提案した．この基準の妥当性を示すことは本テキストのレベルを超えるので専門書に譲るが，大雑把にいえば，残差平方和はパラメータの個数を増やせば小さくなるので，これにモデルに含まれるパラメータ数を適当なウエイトをつけてペナルティとして残差平方和に加えたと理解しておけばよい．AIC は，次のように定義されている．

AIC = $-2 \times$ (モデルの最大対数尤度) $+ 2 \times$ (モデルに含まれるパラメータ数)

AIC を最小にするモデルが予測の意味で最適なモデルである．

表 7.5 の第 4 列に表 7.2, 7.3 の 50 個のデータから算出した，各モデルの AIC の値を与えた．表は，モデル (7.4) が AIC を最小にするモデルであることを示している．

AIC のほかにも，BIC, 交叉検証法（クロスバリデーション）など予測の観点からモデル選択法が開発されているが，詳しくは専門書（小西・北川 [3]）を参考にして欲しい．AIC は，SAS や R などの高度な統計ソフトに準備されている．中等度の統計ソフトでは，変数選択の手法としてステップワイズ法が準

備されており，医学的に重要な説明変数を優先的に取り入れてモデルを構築するのに便利であるが，注意深く使わなければ危険である．

以上のことより，次の教訓が導かれる．

> **教訓 3.** 説明変数の個数が違うとき，決定係数や残差平方和は良いモデルを作るときのモノサシではない．モデルの選択は，予測の観点から行われるべきであり，そのためのよいモノサシとして AIC, BIC, 交叉検証法などが開発されている．ステップワイズ法も，医学的知識を有効に使いながら使用すれば役に立つ方法である．

7.3 残差のチェック

上で述べた回帰モデルでは，単回帰，重回帰ともに誤差 ϵ が，次の条件を満たすことが仮定されている．

仮定 (1) $\epsilon_1, \epsilon_2, \ldots, \epsilon_n$ が互いに独立．
仮定 (2) $\epsilon_1, \epsilon_2, \ldots, \epsilon_n$ がそれぞれ平均ゼロ，分散が同じ分布にしたがう．
仮定 (3) $\epsilon_1, \epsilon_2, \ldots, \epsilon_n$ がそれぞれ同一の正規分布にしたがう．

仮定 (1), (2) が大きく崩れていると回帰分析を行って得られた結果は，妥当性を失う．また，仮定 (3) が満たされていないと，回帰係数の推定値には問題がないが，検定の p 値が妥当性を失う．仮定 (1) のチェックについて解説するのは，本テキストのレベルを超えるので，本節では，例 7.4 に焦点を当てて仮定 (2), (3) のチェックについてだけ考える．

> **例 7.4** 表 7.6 は，31 名の男性の血漿クレアチニン (CR) 値と糸球体濾過率 (GFR) である．GFR を Y, CR を X として CR と GFR の関係を求めよ（データの出典: Ingelginger 等 [1]）．

誤差 ϵ に対応するのは残差 $y_i - \hat{y}_i$ である．図 7.4 の左図は，回帰モデル

$$y = \beta_0 + \beta_1 x \tag{7.6}$$

7.3 残差のチェック

表 7.6 血漿クレアチニン (CR) と糸球体濾過率 (GFR)

番号 (id)	GFR	CR	1/CR	番号 (id)	GFR	CR	1/CR
1	35	1.75	0.57	17	38	1.83	0.55
2	90	0.85	1.18	18	47	1.98	0.51
3	45	0.99	1.01	19	45	2.03	0.49
4	103	1.13	0.88	20	40	2.09	0.48
5	100	1.13	0.88	21	27	2.77	0.36
6	93	1.13	0.88	22	37	2.96	0.34
7	90	1.13	0.88	23	25	3.11	0.32
8	70	1.13	0.88	24	15	3.96	0.25
9	77	1.27	0.79	25	15	4.69	0.21
10	47	1.41	0.71	26	20	4.80	0.21
11	45	1.47	0.68	27	10	5.93	0.17
12	60	1.47	0.68	28	5	5.93	0.17
13	53	1.56	0.64	29	5	5.93	0.17
14	35	1.69	0.59	30	10	7.97	0.13
15	63	1.70	0.57	31	12	11.02	0.09
16	55	1.75	0.57				

を表 7.6 の GFR(Y) と CR(X) に当てはめて解析したときの残差 $y_i - \hat{y}_i$ を縦軸に, 横軸に X の値をとりプロットした図である. もし, 仮定 (2) が成り立つなら, 残差は, 横軸に平行なゼロを通る直線の周りにランダムに分布しているはずである. ところが図 7.4 の左図はそのようになっていない. X が小さいところでは残差は正が続き, X がやや大きくなると負がつづき, X の値が大きいところでは正が続くというシステマチックなバイアスを示している. この特徴は, 散布図に直線を当てはめたとき, データと直線の関係が 図 7.5 のようになっていることを示していることにほかならない. 念のため, 図 7.4 の右図に残差のヒストグラムおよび正規分布を当てはめた曲線を与えた. 正規分布の当てはまりは極めて悪いことが分かる. つまり, 仮定 (2) および仮定 (3) が大きく壊れている. 回帰モデル (7.6) による分析結果は妥当性をもたない.

図 7.5 に示されたデータのプロットは, CR が大きくなると直線的ではなく, 反比例的に GFR が小さくなる様子を示している. そこで, 次に X を CR ではなく 1/CR ととって単回帰分析をやり直してみる. 新しい解析の結果を図

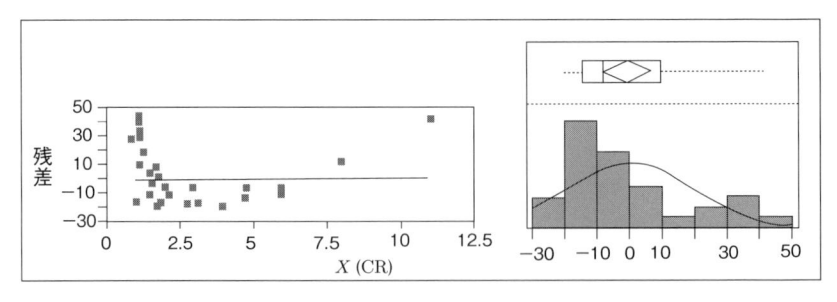

図 7.4 残差プロット

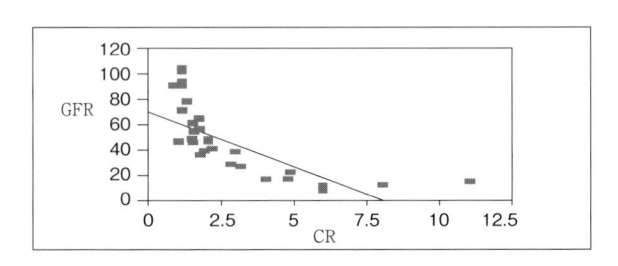

図 7.5 回帰直線の当てはめ

7.6 に与えた．図 7.6 の左の図は，新しいモデルをデータに当てはめ，横軸に 1/CR の値，縦軸に残差の値をとりプロットした図である．今度は残差は，ゼロを通る横軸に平行な直線の周りにランダムに分布している様子を示している．つまり仮定 (2) は満たされている．図 7.6 の右の図は残差のヒストグラムに正規分布を重ねて描いた図である．図の上に箱ヒゲ図を与えている．箱ヒゲ図を見ると異常値（外れ値）がある．仮定 (3) が満たされていない．データと付き合わせれば id 番号 3 の個体のデータが外れ値であることが分かる．外れ値は回帰直線の傾きに大きな影響を与える可能性があるので，外して回帰モデルを求めた方が良い．

図 7.7 は，外れ値 id 番号 3 の個体を外して X を 1/CR に取り直して回帰分析をした結果である．図 7.7 の左の図は，外れ値を外して描いたヒストグラムに正規分布を重ねて描いた図である．1/CR が小さいとき正規分布の当て

7.3 残差のチェック

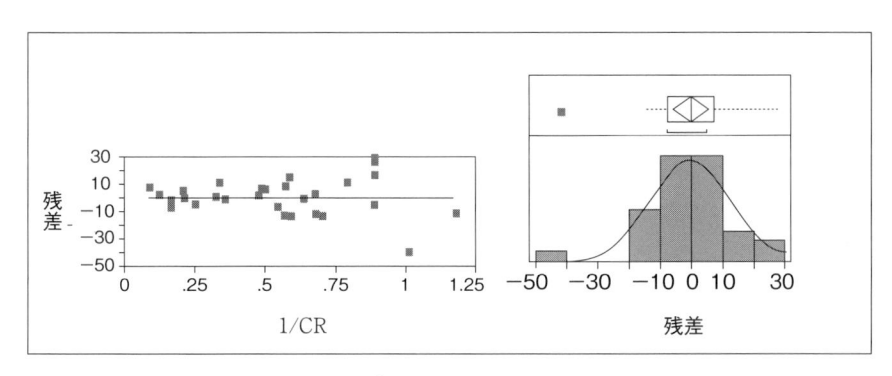

図 7.6 X を 1/CR としたときの残差プロット

はまりは若干悪いが，全体的にさほど悪くない．図 7.7 右図は，外れ値を外したデータにモデル (7.6) を当てはめて解析したときの散布図と直線である．新しいモデルがデータに良く当てはまっている様子が分かる．よって，GFR と CR の関連性を説明するモデルとして，次が得られる．

$$GFR = -5.61 + 96.81(1/CR)$$

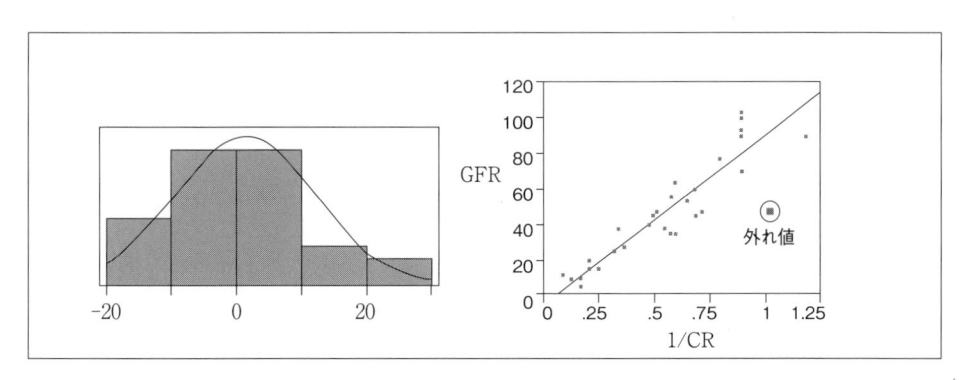

図 7.7 X を 1/CR として id 番号 3 の個体を除いた分析結果

以上のことから，次の教訓をえる．

> **教訓 4.** 残差を吟味することによって，回帰モデルの線形性，$X = x$ を与えたときの Y の分布の非正規性，分散の均一性，外れ値のチェックができる．

7.3.1 データの解析

本節では，データ解析の例として，例 7.2(Framingham Heart Study) の解を与える．目的変数は SBP(Y)，説明変数の候補は BMI(X_1), AGE(X_2), SEX(X_3), TC(X_4), SMOKE(X_5) の 5 個である．

手順 1. 重回帰分析を行う前の手続きとして，まず各説明変数と目的変数 SBP(Y) との間で単回帰分析を行う．表 7.7 に単回帰分析の結果の要約を与えた．ただし，SEX と SMOKE は 2 値変数なので，例えば SEX の場合，男性と女性の SBP の値の 2 標本検定を行って p 値を求めた．表より，SBP と有意な関係をもつのは BMI(p 値=0.011) と TC(p 値=0.04) であることが分かる．

表 7.7 単変量解析の結果

説明変数	推定値	RSS	t	p 値
BMI	2.82	1.03	2.70	0.011
AGE	0.98	0.57	1.71	0.10
TC	-0.25	0.11	-2.22	0.04
SEX	-	-	-	0.73
SMOKE	-	-	-	0.36

手順 2. 連続型説明変数 BMI(X_1), AGE(X_2), TC(X_4) と目的変数 SBP(Y) の相関行列を求める．

表 7.8 に求めた相関行列を与えた．表より，BMI と TC にかなり大きな負の

相関 ($r = -0.53$) があること，BMI と AGE の間にやや大きな相関 ($r = 0.34$) があることが分かる．

表 7.8　相関行列

	SBP	BMI	AGE	TC
SBP	1.00	0.46	0.31	-0.39
BMI	0.46	1.00	0.34	-0.53
AGE	0.31	0.34	1.00	0.083
TC	-0.39	-0.53	0.08	1.00

手順 3. 例 7.2(Framingham Heart Study) は，すべての説明変数を用いて，目的変数 SBP の重回帰分析を行うことを求めている．再び，Excel を用いて重回帰分析を行う．

データのインプット

- Excel のデータシートに表 7.1 と同様な形式でデータを記入する．
- シート上部窓の「ツール」→「分析ツール」と進んで「回帰分析」をクリック．なお，「分析ツール」見当たらなければ「アドイン」を開いて「分析ツール」を読み込んでおく．
- 入力 Y「範囲 (Y)」にチェックをいれておき，データシートの SBP のデータをドラッグしてインプットする．入力 X「範囲 (X)」にチェックをいれ，データシートの BMI(X_1), AGE(X_2), SEX(X_3), TC(X_4), SMOKE(X_5) をドラッグしてインプットする．「出力オプション」でアウトプットの場所を指定する．また，「残差」，「残差グラフの作成」，「標準化された残差」，「観測グラフの作成」，「正規確率」のなかでアウトプットしたいものにチェックをいれ「OK」をクリックする．

データのアウトプット

図 7.8 に，アウトプットされた回帰統計，分散分析表，各説明変数の回帰係

数の推定値, 標準誤差, t 値および p 値を与えた.

分散分析表をみれば, 説明変数 BMI(X_1), AGE(X_2), SEX(X_3), TC(X_4), SMOKE(X_5) をすべて使用した重回帰モデルは有意水準 5%で有意でない (p 値=0.08) である. つまり, この重回帰モデルは Y の変動を説明していない. 実際, 回帰係数の推定値などを見れば, すべての回帰係数の p 値は 0.05 より大きく有意になるものはないことが分かる. エッ! それはないよ. 表 7.7 に示された単回帰分析では, 少なくとも BMI と TC の二つが 5%有意であって, この二つは Y の変動を有意に説明している. 説明変数をたくさん取り込んだら, 説明力を失うなんて考えられない, と反応する読者が多いと思う. しかし, そうならないのが重回帰分析である. 教訓 1 を見直してほしい.

手順 4. （モデルを作る）　表 7.9 に, 説明変数の個数が 1～3 の場合のいくつかのモデルの AIC を与えた. なお, AIC は Excel でアウトプットされないので他のソフト (JMP) の結果に基づいて算出した. 算出の仕方は 7.5.1 節を参照して欲しい. 表より, BMI を 1 個だけ説明変数としてもつモデルが最も小さな AIC をもつモデルであることが分かる. すなわち, AIC による変数選択の結果, 次のモデルが最良のモデルとして選ばれる.

$$SBP = 62.53 + 2.82 BMI$$

上で指摘したように BMI の係数は有意である (p 値=0.011). しかしながら, 「SBP と BMI の間に有意な関連がありその関連性は上の式であらわされる」と医学関連学会で学会報告すると, 多くの場合, SEX と AGE が調整されていないそのような関連性は意味がないという批判がでる.

AGE と SEX で調整するということは, 重回帰モデルに BMI, AGE, SEX を取り込んだモデルで解析して, BMI の係数を評価するということである. BMI, AGE, SEX を取り込んだモデルは, 次で与えられる.

$$SBP = 35.61 + 2.46 BMI + 0.72 AGE - 4.57 SEX$$

BMI の係数は有意 (p 値=0.034) であるが AGE (p 値=0.24), SEX (p 値

回帰統計	
重相関 R	0.56
重決定 R2	0.32
補正 R2	0.18
標準誤差	23.31
観測数	30

分散分析表

	自由度	変動	分散	観測された分散比	有意 F
回帰	5	6107.66	1221.53	2.25	0.08
残差	24	13036.21	543.18		
合計	29	19143.87			

	係数	標準誤差	t	p-値	下限 95%	上限 95%
切片	95.48	61.61	1.55	0.13	-31.69	222.64
X 値 1	1.76	1.54	1.15	0.26	-1.41	4.93
X 値 2	0.94	0.62	1.52	0.14	-0.34	2.22
X 値 3	-7.80	9.35	-0.83	0.41	-27.10	11.51
X 値 4	-0.17	0.14	-1.26	0.22	-0.45	0.11
X 値 5	5.00	10.19	0.49	0.63	-16.04	26.04

図 **7.8** 説明変数 BMI(X_1), AGE(X_2), SEX(X_3), TC(X_4), SMOKE(X_5) をすべて用いたときの重回帰分析

=0.33) のそれはともに有意でない．AGE と SEX は，ともに有意でないが BMI の係数を 2.82 から 2.46 に下げ p 値を 0.011 から 0.034 に上げていることに注意したい．学会報告では「AGE と SEX を調整したとき SBP と BMI の間には有意な関連性があり (p 値=0.034)，その関連性は上の式で表される」と報告するのが妥当である．

演習問題 7.2 表 7.1 に与えられたデータのにおいて，BMI を目的変数，AGE, SEX, TC, SMOKE を説明変数の候補として，BMI を最もよく説明する重回帰モデルを作れ．

表 7.9 変数の取り込みと AIC

変数	AIC	変数	AIC
BMI	190.6	BMI,AGE,SEX	192.5
AGE	194.8	BMI,AGE,TC	191.3
SEX	197.6	BMI,AGE,SMOKE	193.3
TC	192.8	BMI,SEX,TC	193.3
SMOKE	196.9	BMI,SEX,SMOKE	193.8
BMI,AGE	191.6	BMI,TC,SMOKE	193.3
BMI,SEX	192.2		
BMI,TC	191.5		
BMI,SMOKE	192.3		

7.4 ロジスティック回帰分析

医学の研究では，目的変数が { 効果あり, 効果なし },{ 生存、死亡 } のように二値をとる場合が多い．このとき，前節までに述べた重回帰分析は適用できない．ロジスティック回帰とよばれる方法で分析する必要がある．本節では，次の例をイメージしながらロジスティック回帰分析法について解説する．

> **例 7.5** (1) まず，表 7.1 のデータにおいて，BMI が BMI<25 のとき $Y=0$, BMI≧25 のとき $Y=1$ とおいて表7.1のBMIデータを二値化せよ．二値化された Y を新たに肥満変数とよぶ（$Y=1$：肥満, $Y=0$：非肥満）．なお，この分類は解説のための便宜であって医学的意味はない．
>
> (2) 次に，肥満変数 Y を目的変数 AGE, SEX, TC, SMOKE を説明変数の候補として肥満を説明するロジスティック回帰モデルを構築せよ．

7.4.1 ロジスティック回帰分析とは

目的変数 Y が 0 か 1 の値しかとらないとき，対象を $Y=1$ の確率に切り替えて，この確率を説明変数 AGE(X_1), SEX(X_2), TC(X_3), SMOKE(X_4) の関数と考えて $P(Y=1|x_1,x_2,x_3,x_4)$ のように表してモデル化する．ただし，x_1,x_2,x_3,x_4 は X_1,X_2,X_3,X_4 の任意の値である．

特に

$$\log \frac{P(Y=1|x_1,x_2,x_3,x_4)}{P(Y=0|x_1,x_2,x_3,x_4)} = \beta_0 + \beta_1 x_1 + \beta_2 x_2 + \beta_3 x_3 + \beta_4 x_4 \quad (7.7)$$

とモデル化されたものを**ロジスティックモデル (logistic model)** という.

$$P(Y=0|x_1,x_2,x_3,x_4) = 1 - P(Y=1|x_1,x_2,x_3,x_4)$$

の関係を利用して書き換えると, ロジスティックモデルは, 次のように表すこともできる.

$$P(Y=1|x_1,x_2,x_3,x_4) = \frac{\exp(\beta_0 + \beta_1 x_1 + \beta_2 x_2 + \beta_3 x_3 + \beta_4 x_4)}{1 + \exp(\beta_0 + \beta_1 x_1 + \beta_2 x_2 + \beta_3 x_3 + \beta_4 x_4)}$$

ロジスティックモデルによるデータの分析を**ロジスティック回帰分析 (Logistic regression analysis)** という.

7.4.2 ロジスティックモデルの用途

重回帰分析と同様にロジスティックモデルの用途は予測と関連性の解析に大別できる.

予測のための用途　予測は, 複数個の説明変数候補, いまの場合 $X_1,\ldots,X_4$ の中から確率 $P(Y=1)$ の予測に有効な説明変数を選択して, ロジスティックモデルを構築しておく. そして, 新たな患者の $X_1,\ldots,X_4$ の値が与えられたとき, これらの値をロジスティックモデルに代入してこの患者が肥満である確率を予測する. 確率的予測を行うというところが重回帰分析と異なっている.

関連性解析のための用途　まず, オッズ比とよばれる関連性の強さを表すモノサシについて考え, つぎにこのモノサシとロジスティックモデルとの関係を考える.

オッズ比 例として，喫煙 (X_4) と肥満の関連性について考えよう．喫煙とBMI に関連性がないということは喫煙者と非喫煙者の中で肥満の割合が同じということである．このことは数式で次のように表される．

$$P(Y=1|X_4=1) = P(Y=1|X_4=0) \tag{7.8}$$

さらに，喫煙者の中の肥満の割合が，非喫煙者の中のそれより大きければ，喫煙と肥満の間には正の関連性があるという．すなわち Y と X_4 の正の関連性は，数式であらわせば，次のようにあらわされる．

$$P(Y=1|X_4=1) > P(Y=1|X_4=0) \tag{7.9}$$

である．

さて，喫煙者の中で $Y=0$ に対する $Y=1$ の**オッズ (odds)** は

$$\frac{P(Y=1|X_4=1)}{P(Y=0|X_4=1)}$$

で定義される．同様に，非喫煙者の中で $Y=0$ に対する $Y=1$ のオッズ は

$$\frac{P(Y=1|X_4=0)}{P(Y=0|X_4=0)}$$

で定義される．両者の比

$$\begin{aligned}\phi &= \frac{P(Y=1|X_4=1)}{P(Y=0|X_4=1)} \Big/ \frac{P(Y=1|X_4=0)}{P(Y=0|X_4=0)} \\ &= \frac{P(Y=1|X_4=1)P(Y=0|X_4=0)}{P(Y=0|X_4=1)P(Y=1|X_4=0)}\end{aligned}$$

のことを**オッズ比 (odds ratio)** という．オッズとはイギリスの競馬で使われる賭け率のことで $P(Y=1|X_4=1)/P(Y=0|X_4=1)$ は $X_4=1$ という馬が勝つ確率を負ける確率で割ったもので馬 $X_4=1$ の強さを示すモノサシと解釈される．また，オッズ比は $X_4=0$ という馬に比べて $X_4=1$ という馬が勝つ強さ，すなわちこの比率が大きいほど大きなお金を $X_4=1$ に賭けるモノサシとして使われている．喫煙と肥満の関連性に話を転じると，オッズ

比 ϕ は喫煙と肥満の関連性の強さを表し，ϕ が大きいほど関連性が強い．特に (7.8) 式, (7.9) 式から，次が導かれる．

$$\text{喫煙と BMI に関連性がない} \iff \phi = 1$$
$$\text{喫煙と BMI に正の関連性がある} \iff \phi > 1.$$

7.4.3　回帰係数の意味

単ロジスティック回帰モデルとオッズ比　ロジスティックモデルとオッズ比の関係について考える．X_4 を唯一の説明変数としてもつロジスティックモデル（これを単ロジスティック回帰モデルという）

$$\log \frac{P(Y=1|x_4)}{P(Y=0|x_4)} = \beta_0 + \beta_4 x_4$$

において，対数オッズ比は次のように表される．

$$\begin{aligned}
\log \phi &= \log \frac{P(Y=1|x_4=1)P(Y=0|x_4=0)}{P(Y=0|x_4=1)P(Y=1|x_4=0)} \\
&= \log \frac{P(Y=1|x_4=1)}{P(Y=0|x_4=1)} - \log \frac{P(Y=1|x_4=0)}{P(Y=0|x_4=0)} \\
&= (\beta_0 + \beta_4) - (\beta_0) = \beta_4.
\end{aligned}$$

すなわち，単ロジスティック回帰モデルの回帰係数 β_4 は，Y と X_4 の対数オッズ比に等しい．説明変数が AGE(X_1) のような連続型変数の場合も，同様に考えると，任意に定めた値に関してその値から 1 歳増えた値に対する肥満のオッズ比と解釈できる．このことから，次が得られる．

> 目的変数 Y ($Y=0$ または 1) と説明変数 X ($X=0$ または 1) の単ロジスティック回帰モデル
> $$\log \frac{P(Y=1|X=x)}{P(Y=0|X=x)} = \beta_0 + \beta_1 x$$
> において回帰係数 β_1 は Y の X に対する対数オッズ比を表す. また, X が連続変数のときは X が 1 単位増加に対する Y の対数オッズ比を表す.

多重ロジスティック回帰モデルの回帰係数の意味 ロジスティックモデル (7.7) を**多重ロジスティックモデル**という. 多重ロジスティックモデルにおいて, 喫煙 (X_4) の係数 β_4 は上と同様な数式の展開によって次のように表される. ただし, x_1, x_2, x_3 は AGE(X_1), SEX(X_2), TC(X_3) の任意の値である.

$$\beta_4 = \log \frac{P(Y=1|x_1,x_2,x_3,x_4=1)P(Y=0|x_1,x_2,x_3,x_4=0)}{P(Y=0|x_1,x_2,x_3,x_4=1)P(Y=1|x_1,x_2,x_3,x_4=0)}$$

右辺は条件に $X_1=x_1, X_2=x_2, X_3=x_3$ を与えたときの Y と X_4 との対数オッズ比である. 例えば, X_1 は X_4 と絡んでいるが, X_2, X_3 はそうでないとすると. X_1 は X_4 に影響を与えるので, $X_1=x_1, X_2=x_2, X_3=x_3$ を与えたときのオッズ比と与えないときのオッズ比の値は異なったものとなる. $X_1=x_1, X_2=x_2, X_3=x_3$ を与えたときのオッズ比のことを AGE(X_1), SEX(X_2), TC(X_3) で調整した肥満 (Y) と喫煙 (X_4) の**調整オッズ比 (adjusted odds ratio)** という. 以上をまとめると, 次を得る.

> 多重ロジスティック回帰モデル
> $$\log \frac{P(Y=1|X_1=x_1, X_2=x_2, \ldots, X_p=x_p)}{P(Y=0|X_1=x_1, X_2=x_2, \ldots, X_p=x_p)}$$
> $$= \beta_0 + \beta_1 x_1 + \beta_2 x_2 + \cdots + \beta_p x_p$$
> において回帰係数 β_i は β_i に対応する説明変数 X_i を除く他の説明変数で調整したときの Y の X_i に対する調整オッズ比の対数である.

7.4.4 パラメータの推定と検定

目的変数 Y ($Y=0$ または 1) と p 個の説明変数 $X_1, X_2, \ldots, X_p$ について，ロジスティックモデルでは $Y=1$ の確率を $X_1 = x_1, X_2 = x_2, \ldots, X_p = x_p$ の関数とみなして，次のようにあらわした．

$$p(\mathbf{x}) = P(Y = 1|x_1, x_2, \ldots, x_p), \qquad (\mathbf{x} = (x_1, x_2, \ldots, x_p))$$

このとき $Y = 0$ の確率は $1 - p(\mathbf{x})$ である．これを統一化すると，$X_1 = x_1, X_2 = x_2, \ldots, X_p = x_p$ が与えられたとき $Y = y$ となる確率は

$$P(Y = y|\mathbf{x}) = p(\mathbf{x})^y \left(1 - p(\mathbf{x})\right)^{1-y}, \qquad (y = 0, 1)$$

で与えられる．いま，n 個体からデータ $(b_1, \mathbf{a}_1), (b_2, \mathbf{a}_2), \ldots, (b_n, \mathbf{a}_n)$ が観測されたとする．ただし，$\mathbf{a}_i = (a_{1i}, a_{2i}, \cdots, a_{pi})$ である．このとき，対数尤度関数は，次のように与えられる．

$$\ell(\beta) = \log \left(\prod_{i=1}^{n} p(\mathbf{a_i})^{b_i} \left(1 - p(\mathbf{a_i})\right)^{1-b_i} \right).$$

ロジスティックモデル (7.7) を代入して整理すると

$$\ell(\beta) = \sum_{i=1}^{n} \bigg(b_i(\beta_0 + \beta_1 a_{1i} + \beta_2 a_{2i} + \cdots + \beta_p a_{pi}) \\ - \log \big(1 + \exp(\beta_0 + \beta_1 a_{1i} + \beta_2 a_{2i} + \cdots + \beta_p a_{pi})\big) \bigg).$$

と表される．この式を最大にする $\beta_0 = \hat{\beta}_0, \beta_1 = \hat{\beta}_1, \ldots, \beta_p = \hat{\beta}_p$ が $\beta_0, \beta_1, \ldots, \beta_p$ の最尤推定量である．

対数尤度関数から手計算で回帰係数の推定値を求めたり，検定したりすることはできない．ロジスティック回帰分析は，市販コンピュータソフトまたは R などのフリーソフトを用いて解析するほかない．いずれのソフトも次の数

学的事実にまとめられた検定および推定を行っている.

> **数学的事実 7.1** (1) 最尤推定量 $\hat{\beta}_i$ をその標準誤差 SE_i で割った
>
> $$Z = \frac{\hat{\beta}_i}{SE_i}$$
>
> の分布は, 帰無仮説 $H_0 : \beta = 0$ の下で標準正規分布 $N(0,1)$ で近似できる.
>
> (2) $H_0 : \beta_i = 0$ vs. $H_1 : \beta_i \neq 0$ の検定 (有意水準 5%)
> データを代入して算出した Z の値の絶対値を $|z_0|$ とあらわすとき
> p 値 $= 2(1 - \Phi(|z_0|))$.
> p 値 $< 0.05 \rightarrow$ 有意水準 5%で $\beta \neq 0$,
> p 値 $\geq 0.05 \rightarrow$ 有意水準 5%では $\beta \neq 0$ といえない.
>
> (ワルド検定)
>
> (3) 信頼度 95%の β_i の信頼区間は $\hat{\beta}_i \pm 1.96 SE_i$ で与えられる.

7.4.5 データの解析

p 個の説明変数 $X_1, X_2, \ldots, X_p$ 全てが確率 $P(Y = 1)$ の説明に有効であるとは限らない. 本質的ないくつかの説明変数だけで $P(Y = 1)$ を説明するモデルを作るべきである. ロジスティックモデルは, 重回帰モデルの特殊な場合であるから, モデルの作り方について重回帰モデルの節で述べたことが, 分散分析を除いてすべてロジスティックモデルに当てはまる. 以下では, 例 7.5 に焦点をあててロジスティックモデルによるデータの解析法を学習する.

手順 1.: すべての説明変数について単ロジスティック回帰分析を行う

例 7.5 の目的変数は肥満, 説明変数の候補は, AGE(X_1), SEX(X_2), TC(X_3), SMOKE(X_4) である. 表 7.10 は, それぞれの説明変数候補に関して単ロジスティック回帰分析を行った結果である. 有意水準 5%で SMOKE (p 値=0.01)

7.4 ロジスティック回帰分析　227

表 7.10　単ロジスティック回帰分析の結果

説明変数	推定値	p 値
AGE	−0.08	0.12
SEX	0.44	0.29
SMOKE	8.73	0.01
TC	0.03	0.02

と TC（p 値=0.02）が有意に肥満に関係していることが分かる.

手順 2.: 相関行列を求める　連続変量は AGE と TC だけで, 両者の相関係数は r=0.083（p 値=0.66）である. AGE と SEX について, 男性の AGE の平均は 49.5 歳, 女性の AGE の平均は 54.5 歳で有意差はない（p 値=0.10）. AGE と SMOKE について喫煙者の AGE の平均 53.9 歳は, 非喫煙者の AGE の平均は 51.0 歳で有意差はない（p 値=0.33）. SEX と SMOKE のオッズ比 =1.1 で有意でない（p 値=0.97）. SEX と TC について, 男性の TC の平均は 248.9, 女性の TC の平均は 258.9 で有意差はない（p 値=0.52）. SMOKE と TC について, 喫煙者の TC の平均 266.6 は 非喫煙者の TC の平均は 246.6 で両者に有意差はない（p 値=0.18）. この中で単ロジスティック回帰分析で有意であった SMOKE と TC の間に有意ではないが（p 値=0.18）, やや強い相関があることに注意しておきたい.

手順 3.: AIC によるモデルの選択　説明変数のすべての組み合わせに対して AIC を算出したところ AGE, SEX, SMOKE, TC のすべての説明変数を用いるモデルの AIC が 27.5 で最小, 次に小さな AIC をもつのは AGE, SMOKE, TC をもつモデルで AIC の値は 31.74 であった. したがって, もし予測の目的でモデルを構築するのであれば, 説明変数として AGE, SEX, SMOKE, TC をもつ多重ロジスティックモデルを作るのがよい. 表 7.12 にこのモデルの回帰係数の推定値, および p 値を与えた. 表より, すべての説明変数が有意でないことが分かる.

表 7.11 AIC 最小多重ロジスティックモデルによる回帰分析の結果

説明変数	推定値	p 値
切片	−2.67	0.68
AGE	−0.30	0.07
SEX	2.55	0.14
SMOKE	2.57	0.10
TC	0.07	0.10

手順 4.： 関連性の分析 上で見たように，単ロジスティック回帰モデルによる分析の結果，肥満と SMOKE，および肥満と TC の間にはそれぞれ有意な正の関連性があった．また，SMOKE と TC の間には有意ではないがやや強い相関があった．AIC 最小の多重ロジスティックモデルは，この二つを説明変数として加えたため有意性が消えた（教訓 1 参照）と理解すべきであって，関連性の分析には妥当なモデルであるとはいえない．

関連性に重きを置く分析では，単ロジスティック回帰分析で有意であった SMOKE と TC に焦点をあて，これらを別々に AGE と SEX で調整して分析するのが妥当である．表 7.12 の表 A に AGE と SEX で調整した SMOKE と肥満の多重ロジスティックモデルによる分析結果，表 B に AGE と SEX で調整した SMOKE と肥満の分析結果を与えた．これらの分析の結果は「SMOKE と TU は肥満と有意な関連性をもつ（p 値はそれぞれ 0.01, 0.03）．AGE と SEX を調整したときの肥満と SMOKE とのオッズ比は $\exp(1.51) = 4.53$ で与えられる．また，AGE と SEX を調整したときの肥満のオッズ比は TC の 1 単位増加に対して $\exp(0.04) = 1.04$ で与えられる．と述べることができる．なお，医学的には TC のリスクは 10mg/dL 増加についてみたほうが良いかもしれない．10mg/dL 増加に対する肥満のオッズ比は $\exp(0.04 \times 10) = 1.49$ である．

7.5 コンピュータソフトの使い方

ロジスティック回帰モデルによる分析にはコンピュータソフトが必要であ

表 7.12 多重ロジスティックモデルによる回帰分析の結果

A：SMOKE と肥満			B：TC と肥満		
説明変数	推定値	p 値	説明変数	推定値	p 値
切片	7.38	0.08	切片	−0.90	0.83
AGE	−0.16	0.06	AGE	−0.20	0.03
SEX	1.40	0.06	SEX	0.74	0.16
SMOKE	1.51	0.04	TC	0.04	0.03

る．本節では，市販の JMP ソフトとフリーソフト R を用いる分析について述べる．

7.5.1 JMP による分析

表 7.1 のデータを用いる．

- データシートに表 7.1 の様式でデータをインプットする．このとき，SBP，BMI, AGE, TC は「尺度」の中から連続尺度，SEX と SMOKE は「尺度」の中から名義尺度を選択し変数の型を指定しておくことが不可欠である．
- （目的変数に二値データが入っていればこの項は必要ない）BMI を二値化するためデータシートの BMI をクリック → 「列名」に Y を入力し，「尺度」から名義尺度を選択，「列プロパティ」をクリックし「計算式をえらび」，「計算式の編集」をクリック，「計算式がありません」を確認する → 右上の「条件付き」をクリックして「if」をえらぶ → 左上の BMI をクリック → 右上の「比較」をクリックし「$a<b$」をえらぶ→25 をインプットし矢印の先にそれぞれ 0 と 1 をインプットして OK をクリックすると新しい列に Y の 0,1 データが作成される．
- 「分析 (A)」をクリックし「モデルの当てはめ」を選択，「列の選択」の中から Y をアクチベートしておき「役割変数の選択」の「Y」をクリックすると目的変数 Y のデータがインプットされる．
- 「列の選択」の欄で AGE をアクチベートしておき「モデル効果の構成」の「追加」をクリックすると AGE データがインプットされる．同様にして

AGE, SEX, SMOKE, TC のデータをインプットする．
- 「モデルの実行」をクリックするとロジスティック回帰分析の結果がアウトプットされる．また，「モデルの実行」をクリックする前に「手法」から「ステップワイズ法」を選択しておけば，変数が選択できる．なお，このとき (-1) 対数尤度がアウトプットされるので公式

$$AIC = 2 \times (-1) 対数尤度 + 2 \times (モデルに含まれるパラメータの個数)$$

より AIC を求めることができる．

7.5.2 R による分析

統計ソフト R はインターネットからダウンロードできる．R の説明やインストールについては http://www.okada.jp.org/RWiki/ に詳しい解説が与えてある．以下では，R がインストールされていることを前提にして，R によるロジスティック分析の仕方について述べる．なお，以下では例 7.1 で二値化した BMI(Y)，および AGE(X_1), SEX(X_2), TC(X_3), SMOKE(X_4) のデータがすでに Excel の Framingham2.exl という名前のデータシートに与えられているものとして，BMI を目的変数，AGE, SEX, TC, SMOKE を説明変数の候補としてロジスティック回帰分析を行う．

- デスクトップに RTEST という名のフォルダーを作る．
- Excel のデータファイル Framinham2.exl を開き「ファイル」をダブルクリックしてでてきた画面から「名前を付けて保存」を選ぶ．「ファイルの種類」の中から CSV を選び，「保存先」にデスクトップ → 「RTEST」を選択して「保存」をクリック．このとき，何かメッセージが出る可能性があるが無視して「保存」すると Framingham2.csv という名の CSV 形式のファイルが「RTEST」に保存される．
- R を開くと R Console の画面が出る．「ファイル」をクリックし「新しいスクリプト」を選ぶと「無題 R エディター」の画面が出る．

- 「無題 R エディター」の画面に setwd(" ") とタイプする．デスクトップの「RTEST」を開き上の窓のアドレスをコピーし，" "の間に貼り付ける．例えば，setwd("C:\ Documents and Settings \ 教授室1 \ Rtest")．このとき \ を \\ に置き換え次のようにしておく．setwd("C:\\ Documents and Settings \\ 教授室1 \ \\ Rtest \\ ")．この文字をマウスでなぞって反転させ Ctrl キーを押し，R キーをおすと R Console に setwd("C:\\ Documents and Settings \\ 教授室1 \ \\ Rtest \\ が記入される．
- dat<-read.csv("Framingham2.csv") と記入．これで，R プログラムソフトに Framingham2 のデータが読み込まれる．確かに読み込まれたことを確かめるには dat とインプットしリターンキーを押すと Framingham2 データがアウトプットされる．
- 目的変数 Y, 説明変数 AGE, SEX, TC, SMOKE のロジスティック回帰を実行する．

　　result<- glm(Y ~ AGE+SEX+TC+SMOKE,data=dat,family=binomial) と記入したあと summary(result) と記入してリターンキーを押すと，図 7.9 の結果がアウトプットされる．回帰係数の推定値, 検定のための p 値, モデル選択のための AIC がアウトプットされていることが分かる．

```
Call:
glm(formula = Y ~ AGE + SEX + TC + SMOKE, family = binomial,
    data = dat)

Deviance Residuals:
    Min       1Q     Median      3Q       Max
-1.90198  -0.06433   0.02689   0.42069   1.35822

Coefficients:
             Estimate   Std. Error   z value   Pr(>|z|)
(Intercept) 12.89566    10.76148     1.198     0.2308
AGE          0.30192     0.16393     1.842     0.0655 .
SEX         -5.10805     3.44438    -1.483     0.1381
TC          -0.06793     0.04188    -1.622     0.1048
SMOKE       -5.13204     3.14618    -1.631     0.1028
---
Signif. codes:  0 '***' 0.001 '**' 0.01 '*' 0.05 '.' 0.1 ' ' 1

(Dispersion parameter for binomial family taken to be 1)

    Null deviance: 40.381  on 29  degrees of freedom
Residual deviance: 17.502  on 25  degrees of freedom
AIC: 27.502

Number of Fisher Scoring iterations: 8
```

図 **7.9** 説明変数 AGE(X_2), SEX(X_3), TC(X_4), SMOKE(X_5) を用いたときのロジスティック回帰分析

参考文献

[1] Ingelfinger, J.A., Mosteller, F., Thibodeau, L.A., Ware, J.H. 共著： *Biostatistics in Clinical Medicine*, Second Edition, Macmillan Publishing Co., Inc., 1987.

[2] 折笠秀樹著：『臨床研究デザイン』 真興交易医書出版部, 1995 年 2 月.

[3] 小西貞則, 北川源四郎共著：『情報量規準』 朝倉書店 2004 年 9 月.

[4] 柳川　堯著：『統計数学』 近代科学社 1990 年 2 月.

[5] Mori Naoki et. al.,:Helicobaster pylori infection influence the acidity in

the gastric tube as an esophageal substitute after esophangectomy, *Disease of the Esophangus*, 20, 333-340, 2007.

演習問題解答

演習問題 1.1

1.(i)

$$P(B_1 \cup B_2 | A) = \frac{P((B_1 \cup B_2) \cap A)}{P(A)} = \frac{P((B_1 \cap A) \cup (B_2 \cap A))}{P(A)}$$
$$= \frac{P(B_1 \cap A) + P(B_2 \cap A)}{P(A)} = \frac{P(B_1|A)P(A)}{P(A)} + \frac{P(B_2|A)P(A)}{P(A)}$$
$$= P(B_1|A) + P(B_2|A).$$

注 : $(B_1 \cap A) \cap (B_2 \cap A) = (B_1 \cap B_2) \cap A = \emptyset \cap A = \emptyset,$

$\therefore P((B_1 \cap A) \cup (B_2 \cap A)) = P(B_1 \cap A) + P(B_2 \cap A).$

1.(ii)

$$P(B|A) + P(B^c|A) = \frac{P(B \cap A)}{P(A)} + \frac{P(B^c \cap A)}{P(A)} = \frac{P(B \cap A) + P(B^c \cap A)}{P(A)}$$
$$= \frac{P((B \cap A) \cup (B^c \cap A))}{P(A)} \quad (B \cap B^c = \emptyset \text{ より,})$$
$$= \frac{P((B \cup B^c) \cap A)}{P(A)} = \frac{P(U \cap A)}{P(A)}$$
$$= \frac{P(A)}{P(A)} = 1$$

2. 男の子を A, 女の子を B と表わすことにする. 標本空間を U とすると, 各事象は $U = \{(A,A),(A,B),(B,A),(B,B)\}$, $E = \{(A,A)\}$, $F = \{(A,A),(A,B),(B,A)\}$ と表わされる. また, 男の子と女の子が生まれる確率は等しいと仮定しているので, $P(A,A) = P(A,B) = P(B,A) = P(B,B) = 1/4$. 従って, $P(E|F) = \frac{P(E \cap F)}{P(F)} = \frac{P(E)}{P(F)} = \frac{1/4}{(1/4) \times 3} = 1/3$.

3. Y.T 君が「コンピュータ入門」を受講する確率も「バイオ $\cdots$」を受講する確率も 1/2 であるので,

Y.T 君が A をもらう確率 =「コンピュータ入門」を受講し, そこで A をもらう確率
+「バイオ $\cdots$」を受講し, そこで A をもらう確率

$$= (1/2)(1/2) + (1/2)(1/3) = 5/12.$$

4.(i) 医師 A が陽性と診断する事象を A, 医師 B が陽性と診断する事象を B とすると, $P(A) = 0.1$, $P(B) = 0.2$, $P(A \cap B) = 0.08$ である.

$$P(A) = P(U \cap A) = P((B \cup B^c) \cap A)$$
$$= P((B \cap A) \cup (B^c \cap A)) = P(B \cap A) + P(B^c \cap A)$$
$$\therefore P(B^c \cap A) = P(A) - P(B \cap A) = 0.1 - 0.08 = 0.02.$$

4.(ii) (i) と同様に,

$$P(A^c \cap B) = P(B) - P(B \cap A) = 0.2 - 0.08 = 0.12.$$

4.(iii)
$$P(A \cup B) = P(A) + P(B) - P(A \cap B)$$
$$= 0.1 + 0.2 - 0.08 = 0.22.$$

5. 治療法 A が有効である事象を A, 治療法 B が有効である事象を B とすると, $P(A) = 0.6$ が分かっている. また, 題意より $P(B|A) = 1$, $P(B|A^c) = 0.2$ だから

$$P(B) = P(B|A)P(A) + P(B|A^c)P(A^c) = 0.6 + 0.2(1 - 0.6) = 0.68.$$

したがって, 治療法 B の有効率は 68% である.

6.(i) $E_1 = \{(1,5), (2,4), (3,3), (4,2), (5,1)\}$, $F = \{(4,1), (4,2), \ldots, (4,6)\}$. 標本空間 $U = \{(1,1), (1,2), \ldots, (6,6)\}$ には 36 通りの出方があるため, $P(E_1) = 5/36, P(F) = 6/36 = 1/6, P(E_1 \cap F) = 1/36$. $P(E_1)P(F) = \frac{5}{36}\frac{1}{6} = \frac{5}{216}$. したがって $P(E_1)P(F) \neq P(E_1 \cap F)$ より, E_1 と F は独立ではない.

6.(ii) $E_2 = \{(1,6), (2,5), (3,4), (4,3), (5,2), (6,1)\}$ から, $P(E_2) = \frac{6}{36} = \frac{1}{6}$, $P(E_2 \cap F) = \frac{1}{36}$. $P(E_2)P(F) = \frac{1}{6}\frac{1}{6} = \frac{1}{36} = P(E_2 \cap F)$. したがって, E_2 と F は互いに独立である.

7.(i) 赤玉を R, 白玉を W とする. $A = \{(R,R),(R,W)\}$ より, $P(A) = \frac{6}{11}\frac{6}{11} + \frac{6}{11}\frac{5}{11} = \frac{6}{11}$. また, $B = \{(R,W),(W,W)\}$ より, $P(B) = \frac{6}{11}\frac{5}{11} + \frac{5}{11}\frac{5}{11} = \frac{5}{11}$. さらに, $A \cap B = \{(R,W)\}$ より, $P(A \cap B) = \frac{6}{11}\frac{5}{11}$. $P(A)P(B) = \frac{6}{11}\frac{5}{11} = P(A \cap B)$ なので, A と B は互いに独立である.

7.(ii) 非復元抽出では 2 回目に取り出す時の確率が (i) の場合と異なる. $P(A) = \frac{6}{11}\frac{5}{10} + \frac{6}{11}\frac{5}{10} = \frac{6}{11}$, $P(B) = \frac{6}{11}\frac{5}{10} + \frac{5}{11}\frac{4}{10} = \frac{5}{11}$. $P(A \cap B) = \frac{6}{11}\frac{5}{10} = \frac{3}{11}$. すると $P(A)P(B) = \frac{6}{11}\frac{5}{11} \neq P(A \cap B)$ なので, A と B は互いに独立ではない.

演習問題 1.2

D を乳がんに罹患している事象, D^c を乳腺良性腫瘍である事象をあらわし, さらに $+$ をマンモグラフィ陽性, $-$ をマンモグラフィ陰性とする.

$$\text{偽陰性率} = P(-|D) = \frac{1}{13}$$

$$\text{感度} = P(+|D) = 1 - \frac{1}{13} = \frac{12}{13}$$

$$\text{偽陽性率} = P(+|D^c) = \frac{23}{45}$$

$$\text{特異度} = P(-|D^c) = 1 - \frac{23}{45} = \frac{22}{45}$$

演習問題 1.3

1. 以下に考えられる 3 通りの 2×2 表を作り, 特異度, 感度を求める. ROC 曲線は 2 番目の 2×2 表の特異度, 感度をプロット.

a. 0 vs. 1,2,3	陽性	陰性	計
D	12	1	13
D^c	23	22	45

b. 0,1 vs. 2,3	陽性	陰性	計
D	12	1	13
D^c	15	30	45

c. 0,1,2 vs. 3	陽性	陰性	計
D	11	2	13
D^c	8	37	45

表 a-c の特異度と感度		c	b	a	
特異度 (x)	1	37/45	30/45	22/45	0
感度 (y)	0	11/13	12/13	12/13	1

2. キャリアを C で表わすと例 1.3 より, $P(C) = 0.5$. また, A.T. さんの検査結果は陰性 ($-$) を示している. 求める確率はベイズの定理より,

$$P(C|-) = \frac{P(-|C)P(C)}{P(-|C)P(C) + P(-|C^{\complement})P(C^{\complement})}$$

で与えられる. ただし, $P(-|C) = $ 偽陰性 で, 感度 $= 1 -$ 偽陰性 $= 0.95$ より, $P(-|C) = 0.05$. また, $P(-|C^c) = $ 特異度 $= 0.85$ より,

$$P(C|-) = \frac{0.05 \times 0.5}{0.05 \times 0.5 + 0.85 \times 0.5} = 0.056$$

つまりセカンドオピニオンでは彼女がキャリアである確率は 5.6% である.

3. 取り出した球が赤玉である事象を R であらわし, 第一の袋から取り出す事象を i, 第二の袋から取り出す事象を ii とおくと, $P(i) = P(ii) = 1/2$. 求めたい確率はベイズの定義より,

$$P(i|R) = \frac{P(R|i)P(i)}{P(R|i)P(i) + P(R|ii)P(ii)} = \frac{(2/9)(1/2)}{(2/9)(1/2) + (5/11)(1/2)} = 0.33.$$

演習問題 2.4

表 2.1 の平均値 4.49, 中央値 3.635, 表 2.3 の平均値は, 上限を 75 歳として

$$\begin{aligned}\text{平均値} &= \{(16.5)4 + (19)(73) + (22.5)(185) + 27(104) + 32(34) + \\&\quad 39.5(33) + 49.5(22) + 65(26)\}/(4 + 73 + 185 + 104 + 34 + 33 + \\&\quad 22 + 26) = 28.26.\end{aligned}$$

データのサンプル数が 481 のため, $481/2 = 240.5$, つまり年齢を小さいほうから並べて 241 番目の値が中央値となる. 表 2.3 より, 241 番目の級は 21-24 歳である. この中央値をとり 22.5 とする.

演習問題 2.5

$$\bar{x}_1 = \frac{-1 + 0 + 1}{3} = 0$$
$$s_1^2 = \frac{(-1)^2 + 0^2 + 1^2}{3 - 1} = 1$$

$$\bar{x}_2 = \frac{-2+0+2}{3} = 0$$
$$s_2^2 = \frac{(-2)^2+0^2+2^2}{3-1} = 4.$$

演習問題 2.6
(1). 表 2.1 データ：分散 7.88, 4 分位範囲 3.32
(2). 表 2.3 データ：分散 130.79, 4 分位範囲 4.5

演習問題 3.1

$$E(X) = 1(0.125) + 2(0.375) + 3(0.375) + 4(0.125) = 2.5.$$
$$V(X) = E(X^2) - (E(X))^2,$$
$$E(X^2) = 1^2(0.125) + 2^2(0.375) + 3^2(0.375) + 4^2(0.125) = 7$$
$$\therefore V(X) = 7 - 2.5^2 = 0.75.$$

演習問題 3.2

1. 患者が中毒反応を起こす確率 p は $p = 0.2$. 確率変数 X は $n = 5, p = 0.5$ の二項分布にしたがうため, 以下の確率分布を得る.

$$P(X = 0) = {}_5C_0 0.2^0 (1-0.2)^5 = 0.32768$$
$$P(X = 1) = {}_5C_1 0.2^1 (1-0.2)^4 = 0.4096$$
$$P(X = 2) = {}_5C_2 0.2^2 (1-0.2)^3 = 0.2048$$
$$P(X = 3) = {}_5C_3 0.2^3 (1-0.2)^2 = 0.0512$$
$$P(X = 4) = {}_5C_4 0.2^4 (1-0.2)^1 = 0.0064$$
$$P(X = 5) = {}_5C_5 0.2^5 (1-0.2)^0 = 0.00032$$

2. 5 日間で尿糖がプラスである日数を X とすると, X は $p = 0.25, n = 5$ の二項分布にしたがう. したがって求めたい確率は,

$$P(X=5) = {}_5C_5 0.25^5(1-0.25)^0 = 0.00097.$$

糖尿病が悪化していない状態で 5 日間連続して尿糖がプラスになる確率は 0.00097 と大変小さいので, 糖尿病は悪化したと考えるのが妥当である.

3. 50 匹のラットのうち肝臓に腫瘍が発現したラットの数を X とすると, X は $n=50, p=1/80=0.0125$ の二項分布にしたがうと考えられる.

$$P(X \geq 5) = 1 - P(X \leq 4) = 0.0004$$

4.

$$E(X) = \sum_{i=0}^{\infty} i \frac{\lambda^i e^{-\lambda}}{i} = \sum_{i=1}^{\infty} \frac{\lambda^i e^{-\lambda}}{(i-1)}$$

$$= \lambda \sum_{i-1=0}^{\infty} \frac{\lambda^{i-1} e^{-\lambda}}{(i-1)} \quad (z=i-1 \text{ とおく})$$

$$= \lambda \sum_{z=0}^{\infty} \frac{\lambda^z e^{-\lambda}}{z} = \lambda.$$

$$V(X) = E(X(X-1)) + E(X) - (E(X))^2$$

$$= E(X(X-1)) + \lambda - \lambda^2.$$

$$E(X(X-1)) = \sum_{i=0}^{\infty} i(i-1) \frac{\lambda^i e^{-\lambda}}{i!} = \sum_{i=2}^{\infty} \frac{\lambda^i e^{-\lambda}}{(i-2)!}$$

$$= \lambda^2 \sum_{i-2=0}^{\infty} \frac{\lambda^{i-2} e^{-\lambda}}{(i-2)!} \quad (z=i-2 \text{ とおく})$$

$$= \lambda^2 \sum_{z=0}^{\infty} \frac{\lambda^z e^{-\lambda}}{z!} = \lambda^2.$$

$$\therefore V(X) = \lambda^2 + \lambda - \lambda^2 = \lambda.$$

5. K.Y 氏の一週間の狭心症発作回数を X とすると X は $\lambda=2$ のポアソン分布 $P_o(\lambda)$ にしたがうと考えられる. したがって, 症状が悪化していないとき, つまり $\lambda=2$ の時に週 5 回の発作がある確率は, $P(X=5) = \frac{2^5}{5!}e^{-2} = 0.036$, つまり約 4% で, この確率を起こりにくい事象と考えるならば, この現象は

K.Y 氏の症状悪化を示唆しているといえる．

6. 都市 A の月当たりの自殺数を X とすると，X は $\lambda = 5$ のポアソン分布にしたがうと考えられる．よって，$P(X=10) = \frac{5^{10}}{10!}e^{-5} = 0.018, 1.8\%$.

7. 4 人ランダムに選ばれた患者の中に中毒反応を起こした患者が X 人いるとすると X は超幾何分布に従うので $P(X=i) = \frac{{}_4C_i {}_{16}C_{4-i}}{{}_{20}C_4}, i=0,1,2,3,4$.

∴ $P(X=0) = 0.38, \quad P(X=1) = 0.46, \quad P(X=2) = 0.15,$
$P(X=3) = 0.01, \quad P(X=4) = 0.0002$.

演習問題 3.3

1. case 1. $x=1,2,3; \; y=1,2$ のとき，

$$\begin{aligned} P(X=x) &= P(X=x, Y=1) + P(X=x, Y=2) \\ &= x/18 + (2x)/18 = x/6. \\ P(Y=y) &= P(X=1, Y=y) + P(X=2, Y=y) + P(X=3, Y=y) \\ &= y/18 + (2y)/18 + (3y)/18 = y/3 \\ &\therefore \; P(X=x)P(Y=y) = (x/6)(y/3) = (xy)/18. \end{aligned}$$

case 2. (case 1) 以外のとき，

$P(X=x) = 0, \quad P(Y=y) = 0, \quad P(X=x)P(Y=y) = 0 = P(X=x, Y=y)$.

よって，すべての x, y について $P(X=x)P(Y=y) = P(X=x, Y=y)$. したがって，$X, Y$ は互いに独立である．

2.
Cov$(X, Y) = E(XY) - E(X)E(Y)$

$E(X) = 1(1/18+1/9+1/9) + 4(1/27+1/27+23/54) + 6(1/18+1/9+1/18)$
$\quad = 3.61$

同様に，

$E(Y) = 3.89$

$$E(XY) = 1 \times 1 \times (1/18) + 1 \times 3 \times (1/9) + \cdots + 6 \times 5 \times (1/18)$$
$$= 14.06.$$
$\therefore \mathrm{Cov}(X,Y) = 14.06 - (3.61)(3.89) = 0.017.$

4.(i)

$P_{11} = 0.1.$ $P_{1+} = 0.3, P_{+1} = 0.5.$ $P_{1+}P_{+1} = (0.3)(0.5) = 0.15 \ne P_{11}.$
$\therefore X, Y$ は独立ではない.

4.(ii)

$$\mathrm{Cov}(X,Y) = E(XY) - E(X)E(Y)$$
$$E(XY) = (1)(1)(0.1) + (1)(2)(0.2) + (2)(1)(0.4) + (2)(2)(0.3) = 2.5$$
$$E(X) = 1(0.3) + 2(0.7) = 1.7, \ E(Y) = 1(0.5) + 2(0.5) = 1.5.$$
$\therefore \mathrm{Cov}(X,Y) = 2.5 - (1.7)(1.5) = -0.05.$

5.(i)

$$E(X) = 1/4(0.25) + 1/2(0.25) + 1(0.5) = 0.6875$$
$$E(Y) = 0(0.15) + 1(0.1) + 2(0.3) + 3(0.45) = 2.05$$

5.(ii)

$$\begin{aligned}
V(X+Y) &= V(X) + V(Y) + 2\mathrm{Cov}(X,Y) \\
&= E(X^2) - (E(X))^2 + E(Y^2) - (E(Y))^2 + 2(E(XY) - E(X)E(Y)) \\
&= ((1/4)^2(0.25) + (1/2)^2(0.25) + 0.5) - 0.6875^2 + (0.1 + 2^2(0.3) \\
&\quad + 3^2(0.45)) - 2.05^2 + 2\Big((1/4)(0.05) + (1/4)(2)(0.05) + (1/4)(3)(0.05) \\
&\quad + (1/2)(0.025) + (1/2)(2)(0.1) + (1/2)(3)(0.1) + 0.025 + 1(2)(0.15) + \\
&\quad 1(3)(0.3) - (0.6875)(2.05)\Big) \\
&= 0.578125 - 0.6875^2 + 5.35 - 2.05^2 + 2(1.5625 - (0.6875)(2.05)) \\
&= 1.56.
\end{aligned}$$

5.(iii) $P(Y=y|X=1/2)$ を求める．

$$P(Y=0|X=1/2) = \frac{P(Y=0, X=1/2)}{P(X=1/2)} = 0.1$$

$$P(Y=1|X=1/2) = \frac{P(Y=1, X=1/2)}{P(X=1/2)} = 0.1$$

$$P(Y=2|X=1/2) = \frac{P(Y=2, X=1/2)}{P(X=1/2)} = 0.4$$

$$P(Y=3|X=1/2) = \frac{P(Y=3, X=1/2)}{P(X=1/2)} = 0.4$$

5.(iv)
$$E(Y|X=1/2) = \sum_{j=1}^{4} y_j P(Y=y_j|X=1/2)$$
$$= 1(0.1) + 2(0.4) + 3(0.4) = 2.1.$$

演習問題 **3.6**

$$P(X > r+s | X > s) = \frac{P(X > r+s, X > s)}{P(X > s)} = \frac{P(X > r+s)}{P(X > s)}$$
$$P(X > r+s) = 1 - P(X \leq r+s) = 1 - F(r+s)$$
$$= 1 - (1 - e^{-\theta(r+s)}) = e^{-\theta(r+s)}.$$
$$P(X > s) = 1 - P(X \leq s) = 1 - F(s)$$
$$= 1 - (1 - e^{-\theta s}) = e^{-\theta s}.$$
$$\therefore\ P(X > r+s | X > s) = \frac{e^{-\theta(r+s)}}{e^{-\theta s}} = e^{-\theta r}.$$
$$P(X > r) = 1 - P(X \leq r) = 1 - F(r)$$
$$= 1 - (1 - e^{-\theta r}) = e^{-\theta r}$$
$$= P(X > r+s | X > s).$$

演習問題 **3.7**

1. X は $N(172, 4^2)$ に従うと仮定しているので，$P(160 < X \leq 170) = P(X \leq 170) - P(X \leq 160) = 0.3085 - 0.0014 = 0.307.$ 31%.

2. $f(-1) = 0 \cdots (1)$, $E(X) = 5/4 \cdots (2)$, $\int_{-1}^{2} f(x)dx = 1 \cdots (3)$ より以下の 3 つの式が立ち，この方程式を a, b, c について解く．

(1) より $f(-1) = a - b + c = 0$

(2) より $E(X) = \int_{-1}^{2} x(ax^2 + bx + c)dx = 5/4$

$\therefore \quad 15a + 12b + 6c = 5$

(3) より, $\quad 6a + 3b + 6c = 2.$

上記方程式を解くと $a = \frac{1}{9}, b = \frac{2}{9}, c = \frac{1}{9}.$

3. $\int f(x)dx = 1$

$\int_0^2 ax(2-x)dx = \frac{4}{3}a = 1 \quad \therefore \quad a = \frac{3}{4},$

$E(X) = \int xf(x)dx = a\int_0^2 x^2(2-x)dx = \frac{4}{3}a = \frac{4}{3}\frac{3}{4} = 1,$

$V(X) = E(X^2) - (E(X))^2$

$E(X^2) = a\int_0^2 x^3(2-x)dx = a\frac{8}{5} = \frac{3}{4}\frac{8}{5} = \frac{6}{5}$

$\therefore \quad V(X) = \frac{6}{5} - 1 = \frac{1}{5}$

演習問題 3.8

1.(i) $x \geq 0, y \geq 0$ の範囲で $f(x,y) = xe^{-x+y} \geq 0$. その他のとき, $f(x,y) = 0.$ したがって $f(x,y) \geq 0.$

$\int_{-\infty}^{\infty}\int_{-\infty}^{\infty} f(x,y)dxdy = \int_0^{\infty}\int_0^{\infty} xe^{-x-y}dxdy = \left[\int_0^{\infty} xe^{-x}dx \int_0^{\infty} e^{-y}dy\right]$

$= \int_0^{\infty} xe^{-x}dx = [-xe^{-x}]|_0^{\infty} + \int_0^{\infty} e^{-x}dx$

$= [-e^{-x}]|_0^{\infty} = 1.$

1.(ii)

$f_X(x) = \int_0^{\infty} f(x,y)dy = \int_0^{\infty} xe^{-x-y}dy = xe^{-x}.$

$f_Y(y) = \int_0^{\infty} f(x,y)dx = e^{-y}\int_0^{\infty} xe^{-x}dx = e^{-y}.$

1.(iii) $f(x,y) = xe^{-x+y} = f_X(x)f_Y(y)$.
∴ X と Y は互いに独立である.

1.(iv) $E(X) = \int_0^\infty x^2 e^{-x} dx = [-x^2 e^{-x}]|_0^\infty + \int_0^\infty 2xe^{-x} dx = 2.$

$E(X^2) = \int_0^\infty x^3 e^{-x} dx = [-x^3 e^{-x}]|_0^\infty + \int_0^\infty 3x^2 e^{-x} dx = 6.$

$V(X) = E(X^2) - (E(X))^2 = 6 - 4 = 2.$

よって X の標準化は

$$Z = \frac{X - E(X)}{\sqrt{V(X)}} = \frac{X - 2}{\sqrt{2}}.$$

2.(i) 密度関数は 0 か 2 の値しかとらないので, $f(x,y) \geq 0$. また,

$$\iint f(x,y)dxdy = \int_0^1 \int_0^y 2dxdy = \int_0^1 2ydy = [y^2]|_0^1 = 1$$

したがって $f(x,y)$ は 2 次元確率密度関数である.

2.(ii) $f_X(x) = \int_0^1 2dy = [2y]|_0^1 = 2, \quad f_Y(y) = \int_0^y 2dx = [2x]|_0^y = 2y$

2.(iii) $0 < x < y, 0 < y < 1$ のとき, $f_{XY}(x,y) = 2$. よって

$$f_X(x)f_Y(y) = 2(2y) = 4y \neq f_{XY}(x,y)$$

したがって, X, Y は独立ではない.

2.(iv) $E(X) = \int_0^y xf(x)dx$
$= [x^2]|_0^y$
$= y^2$

$E(X^2) = \int_0^y x^2 f(x)dx = [2/3x^3]|_0^y = 2/3y^3.$

$V(X) = E(X^2) - (E(X))^2 = 2/3y^3 - y^4 = y^3(2/3 - y).$

$Z = \dfrac{X - y^2}{\sqrt{y^3(2/3 - y)}}.$

演習問題 3.9

1. 医学部学生 10 名それぞれの体重を X, 10 名の合計体重を $Y = X_1 + X_2 + \cdots + X_{10}$ とすると, $X \sim N(70, 25^2)$ より $Y \sim N(70 \times 10, 25^2 \times 10)$. ブザーは $800kg$ 以下では鳴らないので, ブザーが鳴らない確率は $P(Y \leq 800) = P\left(\frac{Y-700}{\sqrt{25^2 \times 10}} \leq \frac{800-700}{79.05694}\right) = P(Z \leq 1.26) = 0.9$, 90%.

2. 患者一人の診察時間を X (分) とすると, $X \sim N(5, 1.5^2)$. 22 人の診察時間を $Y = X_1 + \cdots + X_{22}$ とすると, $Y \sim N(5 \times 22, 1.5^2 \times 22)$ より $P(Y \leq (12-10) \times 60) = P\left(\frac{Y-110}{\sqrt{49.5}} \leq \frac{120-110}{\sqrt{49.5}}\right) = P(Z \leq 1.42) = 0.92$. したがって, 午前中に診察が終わる確率は 92%.

演習問題 4.1

1. 回答者は全員男子大学生と限定されているため, 母集団に想定している "各都市の兄弟姉妹数" からの標本として扱うには選択バイアスがある. また, 各家庭における兄弟姉妹の情報がないままに総合数だけを用いて比を計算してしまっている.

2.

薬剤群	有効	無効	計
試験薬群	64(0.46)	76(0.54)	140
対照薬群	76(0.54)	64(0.46)	140

演習問題 5.1

n 回の試行における成功数を X とする. $\hat{p} = \frac{X}{n}$, $E(\frac{X}{n}) = \frac{1}{n}E(X) = \frac{1}{n}np = p$.

演習問題 5.2

$$S^2 = \frac{1}{n-1}\sum_{i=1}^{n}(X_i - \bar{X})^2 = \frac{1}{n-1}\sum_{i=1}^{n}X_i^2 - \frac{n}{n-1}\bar{X}^2$$

$$E(S^2) = E\left(\frac{1}{n-1}\sum_{i=1}^{n}X_i^2 - \frac{n}{n-1}\bar{X}^2\right) = \frac{1}{n-1}\sum_{i=1}^{n}E(X_i^2) - \frac{n}{n-1}E(\bar{X}^2)$$

$$= \frac{n}{n-1}E(X_1^2) - \frac{n}{n-1}E(\bar{X}^2) \quad (1)$$

$V(X) = E(X^2) - ((E(X))^2$ より,

$E(X_1^2) = V(X) + (E(X))^2 = \sigma^2 + \mu^2 \quad (2)$

$E(\bar{X}^2) = V(\bar{X}) + (E(\bar{X}))^2 = \dfrac{1}{n}\sigma^2 + \mu^2 \quad (3).$

(2),(3) を (1) に代入し,

$$E(S^2) = \frac{n}{n-1}(\sigma^2 + \mu^2) - \frac{n}{n-1}\left(\frac{1}{n}\sigma^2 + \mu^2\right) = \sigma^2$$

したがって, S^2 は σ^2 の不偏推定量である.

演習問題 5.3

1. 年齢を説明変数 X, PCB を目的変数 Y として回帰直線 $E(Y|X = x) = \beta_0 + \beta_1 x$ を推定する.

$$\bar{x} = 15.6, \quad \bar{y} = 9.82$$
$$\sum_{i=1}^{5}(x_i - \bar{x})^2 = 507.2, \quad \sum_{i=1}^{5}(x_i - \bar{x})(y_i - \bar{y}) = 248.64$$

を定理の式に代入すると回帰直線は $\hat{y} = 2.17 + 0.49x$. 散布図の上に推定直線を図示するには, Excel にデータをインプットしてグラフオプションで散布図を選択し, データ範囲にはインプットしたデータの範囲を選んで OK をクリックし, まず散布図を描く. 次に, Excel Sheet 上に 1 から 33 まで 1 列に並べ, 隣の列には 1 から 33 それぞれの値を x とした時の推定した直線 $2.17 + 0.49x$ の値を並べる. そして先に描いた散布図の上で右クリックして "元のデータ" から "系列" のウィンドウを開く. 系列の下方にある "追加" をクリックし, X の値に 1 から 33 の列を選択し, Y の値にその隣に作成した列を選択する. OK をクリックすると, 散布図上に推定直線の点が図示される. これを直線にするには, 推定点上を右クリック, "グラフの種類" から散布図を選び, 右側の複数の図から右側の下から 2 番目を選んでクリックする.

2. ダイオキシンを X, DDT を Y として回帰直線を求め, 1 と同様に推定直線をプロットする.

$$\bar{x} = 29.01, \quad \bar{y} = 495.5$$

$$\sum_{i=1}^{5}(x_i-\bar{x})^2 = 949.549, \quad \sum_{i=1}^{5}(x_i-\bar{x})(y_i-\bar{y}) = 23292.65$$

を定理の式に代入すると回帰直線は $\hat{y} = -216.12 + 24.53x$.

演習問題 5.4
血圧を X とすると, 表 5.5 のデータより $\bar{X} = 89.5$, $S^2 = 8.7$, $n = 6$. 自由度は $n - 1 = 5$ で, $t_5(0.025) = 2.57$. これらの値を式 (5.20) に代入すると, 求める信頼区間は $(86.41, 92.59)$.

演習問題 5.5
処理群の体重増加 (X), 対象群の体重増加 (Y) がともに正規分布にしたがい, かつ分散は等しいと仮定して本文で構成した信頼区間の式に $\bar{X} = 10, \bar{Y} = 20, S_x^2 = 22, S_y^2 = 30, m = 30, n = 30$ を代入すると, $SE = \sqrt{(1/30 + 1/30)(1/58)(29 \times 22 + 29 \times 30)} = 1.32$, $t_{58}(0.025) = 2$ で, 求める信頼区間は $(-12.64, -7.36)$ となる.

演習問題 5.6
表 5.9 より, $\bar{X} - \bar{Y} = 3.5$, $V(\bar{X} - \bar{Y}) = 46.29$, $n = 8$, $t_7(0.025) = 2.36$. $SE(\bar{X} - \bar{Y}) = \sqrt{\frac{1}{8} 46.29} = 2.41$. したがって求める信頼区間は $(3.5 - 2.36 \times 2.41, 3.5 + 2.36 \times 2.4) = (-2.19, 9, 19)$.

演習問題 5.7
$n = 79$, $X = 38$. よって, $\hat{p} = \frac{38}{79} = 0.48$. $SE(\hat{p}) = \sqrt{\frac{(0.48)(1-0.48)}{79}} = 0.056$. よって, 信頼度 95% の対象群の p の信頼区間は $(0.48 - 1.96 \times 0.056, 0.48 + 1.96 \times 0.056) = (0.23, 0.73)$.

演習問題 5.8
$$\hat{p}_1 = \frac{10}{50}, \quad \hat{p}_0 = \frac{35}{48}, \quad \hat{p}_0 - \hat{p}_1 = 0.53, \quad SE_{01} = 0.086.$$
$$\therefore \quad (0.53 - 1.96 \times 0.086, 0.53 + 1.96 \times 0.086) = (0.36, 0.69).$$

演習問題 6.1

帰無仮説 H_0: 血液凝固に関して薬剤 A, B に差はない, を対立仮説 H_1: 薬剤 A, B に差がある, に対比させる検定を行う. 薬剤 A のデータは正規分布 $N(\mu_x, \sigma_x^2)$ に, 薬剤 B のデータは正規分布 $N(\mu_y, \sigma_y^2)$ にしたがい, かつ $\sigma_x^2 = \sigma_y^2$ であると仮定する. $H_0: \mu_x = \mu_y$, $H_1: \mu_x \neq \mu_y$ で有意水準 5% の 2 標本 t 検定を行う. $\bar{X} = 10.47, \bar{Y} = 11.73, S_x^2 = 0.48, S_y^2 = 1.15$, $SE = \sqrt{(1/3)(1/10)(5(0.48) + 5(1.15))} = 0.52$, $t_0 = \frac{\bar{X} - \bar{Y}}{SE} = -2.44$. $P(|T_{10}| > 2.44) = 0.0348 < 0.05$, したがって帰無仮説を棄却して A, B に差があり, $\bar{X} < \bar{Y}$ から薬剤 A のほうが血液凝固までの時間が短いと言える.

演習問題 6.2

薬剤 A の所要時間を x, B の所要時間を y として, 有意水準 5% で

$$H_0: \mu_x = \mu_y$$
$$H_1: \mu_x \neq \mu_y$$

のウィルコクスン検定を行う. A のデータの順位和は $w_0 = 1 + 2 + 3.5 + 5 + 7 + 8.5 = 27$. したがって,

$$\text{p 値} = P\left(Z \leq \frac{27 - 6(13)/2}{\sqrt{(6)(6)(13)/12}}\right)$$
$$= P(Z \leq 2.88) = 0.002$$

従って帰無仮説を棄却し, 薬剤 A と B は有意に差があるといえる. さらに A の順位和 < B の順位和より, 薬剤 A の方が血液凝固までの時間が短いと言える.

演習問題 6.3

運動療法前 (X) と後 (Y) の標本がそれぞれ正規分布 $N(\mu_x, \sigma_x^2), N(\mu_y, \sigma_y^2)$ にしたがうことを仮定して

$$H_0: \mu_x = \mu_y$$
$$H_1: \mu_x \neq \mu_y$$

の検定を行う．運動療法前後のデータには対応があるから，一対の標本による t 検定を適用する．表 5.9 より，$\bar{X} - \bar{Y} = 3.5$, $V(\bar{X} - \bar{Y}) = 46.29$, $n = 8, t_7(0.025) = 2.36$, $\mathrm{SE}(\bar{X} - \bar{Y}) = \sqrt{\dfrac{1}{8}46.29} = 2.41$.
$t_0 = \dfrac{3.5}{2.41} = 1.45$, p 値 $= 2P(T_7 \geq 1.45) = 0.19$.

p 値 $= 0.19 > 0.05$ より，有意水準 5% で，運動後の血圧は運動前と差がないと推論する．

演習問題 6.4

運動療法に効果があれば $X > Y$ と考える．

$$H_0: \mu_x = \mu_y$$
$$H_1: \mu_x > \mu_y$$

の検定を行う．$X - Y$ が負のペアの順位和 w_0 は $w_0 = 2 + 7 = 9$. $n = 8$ で，前 − 後を対象としているから，差 $X - Y$ の中で負の順位が小さいほど H_1 が支持される傾向にあるため，

$$\text{p 値} = P\left(Z \leq \dfrac{w_0 - (8)(9)/4}{\sqrt{8(9)(17)/24}}\right) = P(Z \leq -1.26) = 0.10$$

$0.10 > 0.05$ より帰無仮説を棄却できず，有意水準 5% では運動療法に効果があるとは言えない．

演習問題 6.5

$p_0 = 0.6, n = 10, x_0 = 1$, 有意水準 5% で

$$H_0: p = p_0$$
$$H_1: p < p_0$$

の片側検定を行う．

$$\text{直接片側 p 値} = \sum_{i=0}^{1}(0.6)^i(1 - 0.6)^{10-i} = 0.0003.$$

$$\text{近似 p 値} = p\left(z \leq \frac{1 - 10(0.6)}{\sqrt{10(0.6)(1 - 0.6)}}\right) = 0.0006.$$

いずれの場合にも p 値 < 0.05 であるから，有意水準 5% で H_0 は棄却され，また z_0 が負であることから，この薬剤は K.I 氏に有効であったと結論する．

演習問題 6.6

$$H_0 : p_x = p_y$$
$$H_1 : p_x \neq p_y$$

の検定を有意水準 5% で行う．$m = 76, n = 79, x = 50, y = 38$ より，$\hat{p}_x = 50/76 = 0.66, \hat{p}_y = 38/79 = 0.48, \bar{p} = \frac{88}{155} = 0.57$. よって

$$z_0 = \frac{0.66 - 0.48}{\sqrt{(1/76 + 1/79)0.57(1 - 0.57)}} = 2.26$$

p 値 $= 2(1 - \Phi(2.26)) = 0.02$. また $\hat{p}_x > \hat{p}_y$ から，有意水準 5% で治験群の有効率は対照群の有効率よりも有意に高いと判断する．

演習問題 6.7

p_x, p_y をそれぞれ対照群，試験群の有効率として有意水準 5% で

$$H_0 : p_x = p_y$$
$$H_1 : p_x < p_y$$

の検定を行う．表 6.17 を含む，より H_1 の方向を示す表を以下に 3 つ与えた．

表 i	有効	無効	計
対照群	7	8	15
試験群	12	2	14

表 ii	有効	無効	計
対照群	6	9	15
試験群	13	1	14

表 iii	有効	無効	計
対照群	5	10	15
試験群	14	0	14

$$P(表 i|H_0) = \frac{{}_{15}C_7 \, {}_{14}C_{12}}{{}_{29}C_{19}} = 0.03$$

$$P(表 ii|H_0) = \frac{{}_{15}C_6 \, {}_{14}C_{13}}{{}_{29}C_{19}} = 0.003$$

$$P(表 iii|H_0) = \frac{{}_{15}C_5 \, {}_{14}C_{14}}{{}_{29}C_{19}} = 0.00015$$

$$p 値 = 0.03 + 0.003 + 0.00015 = 0.03 < 0.05.$$

したがって，有意水準 5% で試験群の有効率は対照群の有効率よりも有意に高いと判断する．

演習問題 6.8

7 日目の有効率を P_A, 14 日目の有効率を P_B とおき有意水準 5% で

$$H_0: p_A = p_B$$
$$H_1: p_A \neq p_B$$

の検定問題を考え，図 6.4 を以下の表にまとめる．上記仮説は $\theta = \frac{p_{21}}{p_{12}+p_{21}}$ と

	14 日目有効	14 日目無効	計
7 日目有効	30	30	60
7 日目無効	44	16	60
計	74	46	

すると

$$H_0: \theta = 0.5$$
$$H_1: \theta \neq 0.5$$

である．近似 p 値 $= P(\chi_1^2 \geq a_0)$, ここで $a_0 = (30-44)^2/(30+44) = 2.65$. $P(\chi_1^2 \geq 2.65) = 0.104$ より，帰無仮説を棄却できず，7 日目と 14 日目の薬効の違いに有意水準 5% で有意な差はなかった，と判断する．

演習問題 6.9

$p_0 = 0.45, p_1 = 0.45 + 0.2(1 - 0.45) = 0.56$. $0.8 = P(|Z| \geq 1.96 | p_0, p_1)$ を解くと,

$$n = \frac{(1.96 + 1.28)^2 (0.45(1 - 0.45) + 0.56(1 - 0.56))}{(0.56 - 0.45)^2}$$
$$= 428.4929$$

したがって, 必要症例数は $429 \times 2 = 858$.

演習問題 7.1

Excel のシートに表 7.1 をインプットし, 分析ツールで回帰分析を行う. 以下はその結果の一部である.

回帰統計
重相関 R 0.307585269
重決定 R2 0.094608698
補正 R2 0.062273294
標準誤差 24.88020611
観測数 30

分散分析表	自由度	変動	分散	観測された分散比	有意 F
回帰	1	1811.176292	1811.176292	2.925854849	0.098230876
残差	28	17332.69037	619.0246562		
合計	29	19143.86667			

	係数	標準誤差	t	p 値
切片	85.37549877	30.36648758	2.811503916	0.008904699
X 値	0.975148757	0.570091392	1.710513037	0.098230876

ピアソン相関係数は 0.307 であまり大きくなく, 分散分析表の F 検定の結果も有意ではなく, 単回帰モデルが SBP と AGE の関連性を示す有意なモデルではないことが示されている.

演習問題 7.2

Excelの分析ツールの回帰分析を用いて，まずは各変数 (AGE, SEX, TC, SMOKE) と BMI との間で単回帰分析を行う．この結果は，TC, SMOKE がそれぞれ BMI との単回帰モデルでは有意な変数であった．

各変数との単回帰分析の要約

説明変数	係数	標準誤差	t	p 値
AGE	0.173836192	0.091853552	1.892536409	0.068800381
TC	-0.055419058	0.016851458	-3.288680234	0.002717915
SEX				0.605618332
SMOKE				0.002227715

次に連続変数 AGE, TC の相関行列を求める．この 2 変数は強い相関はなさそうである．

AIC により，様々な変数の組み合わせの中から最適なモデルを選択する．

model	AIC
age,sex,smoke,tc	158.29
age,sex,TC	163.27
age,sex,smoke	167.2
age,sex	174.37
age,smoke,TC	156.46**
sex,smoke,TC	160.83
smoke,TC	159.88
age,TC	161.41
age,smoke	165.2

age+smoke+TC による重回帰分析

重相関 R 0.737218976

重決定 R2 0.543491819

補正 R2 0.490817798

標準誤差 2.985112934

観測数 30

分散分析表

	自由度	変動	分散	観測された分散比	有意 F
回帰	3	275.8286201	91.94287338	10.31802415	0.000118735
残差	26	231.6833799	8.910899226		
合計	29	507.512			

	係数	標準誤差	t	p 値
切片	31.54785492	4.898679008	6.440073918	7.98962E-07
AGE	0.159247559	0.070220587	2.267818674	0.03188236
SMOKE	-3.025433744	1.162306694	-2.602956481	0.015066417
TC	-0.048519806	0.014504021	-3.345265884	0.0025074

したがって，最終モデルは以下で表わされる．

$$\text{BMI} = 31.55 + 0.16\text{AGE} - 3.03\text{SMOKE} - 0.05\text{TC}.$$

索引

記号・数字

2 標本 t 検定 (two-sample t-test) 159
25%点 28
2 次元正規分布
 (bivariate normal distribution) 84
2 次元離散型確率変数
 (two-dimensional discrete random variable) 51
4 分位範囲 (interquartile range) 28
75%点 (75 percentile) 28

アルファベット

AIC（赤池情報量規準） 210
p 値 (p-value) 147
ROC 曲線 (receiver operating characteristic curve) 13
$Y = y$ が与えられたときの X の条件付期待値 (conditional expectation given $Y = y$) 83
$Y = y$ が与えられたときの X の条件付分散 (conditional variance given $Y = y$) 83

あ行

一様分布 (uniform distribution) 46, 71
一対の標本による t 検定 (paired t-test) 168
ウィルコクスン検定 (Wilcoxon test) 164
ウィルコクスンの符号付順位検定 (Wilcoxon signed rank test) 171
エームズテスト (Ames test) 45
オーバーフィティング (over fitting) 210
オッズ (odds) 222
オッズ比 (odds ratio) 222

か行

回帰係数 (regression coefficient) 115, 201
回帰直線 (regression line) 115
学習データ (learning data) 204
確率 (probability) 4
確率標本 (random sample) 107
確率分布の平均値 (mean of probability distribution) 36
確率密度関数 (probability density function) 68
仮説検定 (testing statistical hypothesis) 147
片側 p 値 (one-sided p-value) 150
片側検定 (one-sided test) 150
片側（右側）対立仮説 (one-sided alternative hypothesis) 149
傾き (slope) 115
下方 4 分位数 (lower quartile) 28
頑健性 (robustness) 27
感度 (sensitivity) 10
偽陰性率 (false negative rate) 10
記憶喪失性 (lack of memory) 75
期待値 (expectation) 36
キャリア (carrier) 18
偽陽性率 (false positive rate) 10

共分散 (covariance)	54
共変量 (covariate)	114
組合せ (combination)	36
決定係数 (coefficient of determination)	196
検出力 (power)	155
交絡因子 (confounding factor)	103
誤差二乗和	195

さ行

最小二乗推定値 (least square estimate)	116
最小二乗推定量 (least squares estimator)	125
最尤推定値 (maximum likelihood estimate)	121, 122
最尤推定量 (maximum likelihood estimator)	125
残差 (residual)	196
残差二乗和 (residual sum of square)	195
散布度 (dispersion)	27
事後確率 (posterior probability)	20
事象 (event)	1
事象の独立	6
指数分布 (exponential distribution)	75
事前確率 (prior probability)	20
重回帰モデル (multiple regression model)	201
自由度対 (r, s) の F 分布 (F distribution with r numerator and s denominator degree of freedom)	93
自由度 K の t 分布 (t distribution with K degrees of freedom)	90
自由度 K のカイ二乗分布 (chi-squared distribution with K degree of freedom)	88
周辺分布 (marginal distribution)	52
周辺密度関数 (marginal probability density function)	82
順位データ (ranked data)	164
瞬間危険率	73
瞬間死亡率	73
条件付確率	6
条件付確率密度関数 (conditional probability)	83
条件付期待値 (conditional mean)	57
条件付分散 (conditional variance)	58
条件付分布	56
上方 4 分位数 (upper quartile)	28
乗法定理	6
信頼区間 (confidence interval)	128
信頼度 (confidence level) 95%	128
信頼度 90%	128
推定量 (estimator)	109, 110
数学モデル	34
スチューデントの t 分布 (student's t-distribution)	93
正規分布の確率密度関数 (probability density function of normal distribution)	63
正規方程式 (normal equation)	118
生存関数 (survival function)	73
正の相関 (positive correlation)	194
積事象 (product event)	2
切片 (intercept)	115
説明変数 (explanatory variable)	114
全体	196
選択バイアス (selection bias)	102
相関行列 (correlation matrix)	206
相関係数 (correlation coefficient)	54

た行

対応があるデータ (paired data)	135
対応があるデータに対する t 検定	169
対数正規分布 (log-normal distribution)	77
対数尤度関数 (log likelihood function)	122
互いに独立 (mutually independent)	6, 52, 82

互いに排反 (mutually exclusive) 2
多重共線性 (multi-colinearity) 208
多重ロジスティックモデル 224
単回帰モデル
　(simple regression model) 191
中央値 (median) 26
超幾何分布
　(hyper geometric distribution) 48
調整オッズ比 (adjusted odds ratio) 224
調整決定係数 (adjusted R^2) 197
調整しすぎ (over matching) 208
直接 p 値 (exact p-value) 166
直接法 (exact method) 182
テストデータ (test data) 205, 209
統計的検定 (statistical test) 147
統計量 (statistics) 94, 125
同時分布（joint distribution） 51
同時密度関数 (joint probability
　density function) 81
特異度 (specificity) 10

な行

並べ替え検定 (permutation test) 164
二項分布 (binomial distribution) 41
二重目隠し法 (double blind) 102
ノンパラメトリック検定
　(nonparametric test) 162

は行

バイアス (bias) 101, 111
箱ひげ図
　(box-and-wisker plot) 29
ハザード関数 (hazard function) 73
外れ値箱ひげ図 (outlier
　box-and-wisker plot) 31
バラつき (variance) 101
範囲 (range) 28
ピアソンのカイ二乗検定
　(Pearson's chi-squared test) 180
ピアソンのカイ二乗統計量
　(Pearson's chi-squared statistic) 180
ピアソンの相関係数 (Pearson's
　correlation coefficient) 194
ヒストグラム (histogram) 24
標準化 (standardization) 64
標準誤差 (Standard Error) 111
標準正規分布の分布関数
　(distribution function of the
　standard normal distribution) 63
標準正規分布 (standard normal
　distribution) の密度関数 63
標本平均（sample mean） 86
標準偏差 (standard deviation) 28, 37
標本 (sample) 99
標本空間 (sample space) 1
標本分散 (sample variance) 29, 89
比率の検定 (test of proportion) 174
比率の差の検定
　(testing difference of proportion) 178
フィッシャの直接法
　(Fisher's exact method) 182
負の相関 (negative correlation) 194
不偏推定量 (unbiased estimator) 110
分散 (variance) 28, 37
分散分析 (analysis of variance) 196
分布関数 (distribution function) 69
平均値 (mean) 26
平均二乗誤差
　(Mean Squared Eddor, MSE) 110
並行箱ひげ図
　(parallel box-and-wisker plot) 30
ベルヌイ試行 (Bernoulli trial) 39
ポアソン分布 (Poisson distribution) 44
母集団 (population) 99
母集団分布 (population distribution)
　106

ま行

マクネマー検定 (McNemar test) 185
密度関数 68
無作為 (random) 46

目的変数 (response variable)　114

や行

有意水準 (significance level)　146
尤度関数 (likelihood function)　122
余事象 (complementary event)　2
予測誤差 (prediction error)　209
予測値 (predicted value)　209
予測値 (predictive value)　11

ら行

乱数表 (table of random digits)　46
ランダム (random)　46
ランダム化二重目隠し試験
　(randomized double blind trial)　34
ランダム化臨床試験
　(randomized clinical trial)　46
離散型確率分布 (discrete probability
　distribution)　35
離散型確率変数
　(discrete random variable)　35
リサンプリング法
　(resampling method)　164
両側 p 値 (two-sided p-value)　150
両側検定 (two-sided test)　150
両側対立仮説 (two-sided alternative
　hypothesis)　149
累積度数図
　(cumulative frequency graph)　25
連続型確率変数 (continuous type
　random variable)　68
連続型分布
　(continuous type distribution)　69
連続変量　67
ロジスティック回帰分析
　(Logistic regression analysis)　221
ロジスティックモデル
　(logistic model)　221
ロバストネス (robustnes)　27

わ行

ワイブル分布 (Weibull distribution)　76
和事象 (sum event)　2
ワルド検定 (Wald test)　193

著者略歴

柳川 堯（やながわ　たかし）
1966 年　九州大学大学院理学研究科修士課程（統計数学）修了
1970 年　同校 理学博士
1975 年　オーストラリア CSIRO 上級研究員
1977 年　米国立がん研究所客員研究員
1981 年　米国立環境健康科学研究所客員研究員
1982 年　ノースカロライナ大学準教授
1992 年　九州大学教授
1993 年　国際統計教育センター（インド）客員教授
1996 年　九州大学大学院（数理学研究院）教授を歴任
2004 年　久留米大学バイオ統計センター 教授
2015 年　久留米大学バイオ統計センター 客員教授
　　　　 現在に至る

主な著作は以下の通り

『観察データの多変量解析』（近代科学社，2016）
『統計科学の最前線』（九州大学出版会，2003）
『環境と健康データ：リスク評価のデータサイエンス』（共立出版，2002）
『臨床医学のためのバイオ統計学』（共訳，サイエンティスト社，1995）
『統計数学』（近代科学社，1990）
『離散多変量データの解析』（共立出版，1986）

荒木 由布子（あらき　ゆうこ）
2005 年　九州大学大学院数理学府数理学専攻博士後期課程修了
　　　　 同校 数理学博士
　　　　 九州大学大学院数理学研究院学術研究員
2007 年　久留米大学バイオ統計センター博士研究員
2008 年　久留米大学バイオ統計センター助教
2014 年　久留米大学バイオ統計センター講師
2015 年　静岡大学大学院総合科学技術研究科情報学専攻准教授
　　　　 現在に至る

バイオ統計シリーズ 1
バイオ統計の基礎
―― 医薬統計入門 ――

© 2010 Takashi Yanagawa & Yuko Araki
Printed in Japan

2010 年 2 月 28 日　初 版 発 行
2018 年 3 月 31 日　初版第 5 刷発行

著　者　　柳　川　　　堯
　　　　　荒　木　由布子

発行者　　小　山　　　透

発行所　　株式会社　近代科学社

〒 162-0843　東京都新宿区市谷田町 2-7-15
電話　03-3260-6161　振替　00160-5-7625
http://www.kindaikagaku.co.jp

藤原印刷　　　　　ISBN978-4-7649-0387-6
定価はカバーに表示してあります．